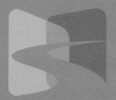

境好出版

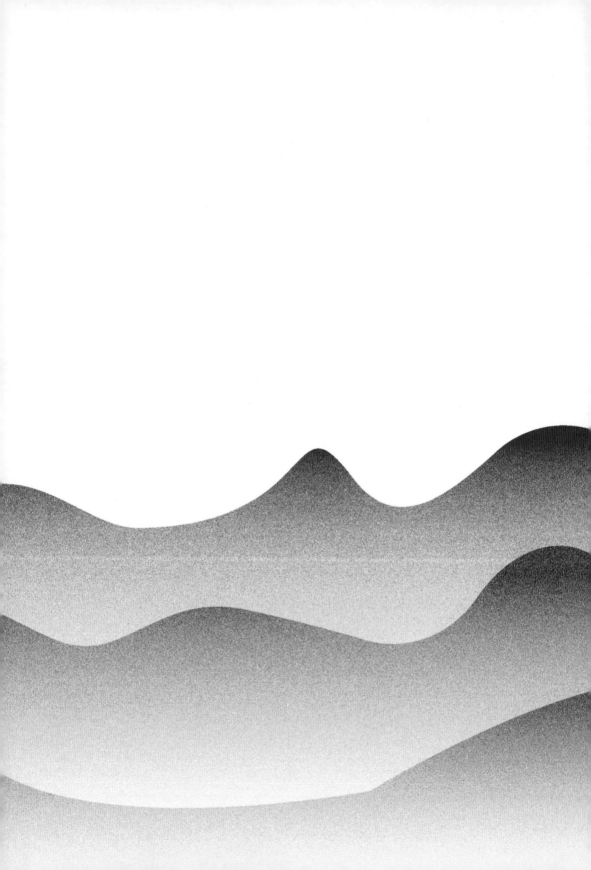

中醫養心

【對症篇】

楊力 編著

目錄

第四篇 心腦血管疾病的中醫治療
中醫治療心腦血管病有獨到的優勢

● 第一章 冠心病

● 第二章 心絞痛

●第六章 肺源性心臟病

●第七章 頸動脈狹窄

●第八章 腦中風

第三篇

預防心腦血管疾病，
先要控「三高」

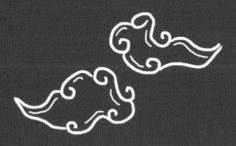

血管就是生命

　　人最寶貴的是血管，血管通利則長壽，血管壅堵則百病生。可以說，血管就是生命，血脈就是命脈，保養血管就是保養生命。

　　我主要是看心臟病的，深知現在心腦血管疾病，已經成為比癌症還可怕的第一殺手，多少寶貴的生命因為血管病變而瞬間即逝。所以我由衷建議：保護血管刻不容緩。

　　那麼，該如何保護血管？怎樣延緩血管老化、阻止血管變性和壅堵呢？答案就是積極防治「三高」（即高血壓、血脂異常、糖尿病），它們是吞噬血管的三隻老虎。其中過高的血脂會破壞血管的內膜，讓血管壅堵；過高的血壓則破壞血管的彈性纖維，讓血管喪失彈性；而過高的血糖是破壞血管的基底膜、讓血管壁變厚。就這樣，三個元凶自內到外，讓血管逐漸變厚、變硬、變狹窄，甚至整條塞住，從而引發各種心腦血管疾病。

　　想扼住這「三隻老虎」的咽喉，要做到九個字：管住嘴、邁開腿、多喝水。就是要科學飲食、健康運動、降脂、降壓、降糖，讓我們的血管永遠年輕不衰老。

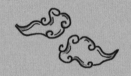

第一章
了解你的血管

| 一、血管：人體養分的運輸管道 |

「心主身之血脈。」

——《黃帝內經 · 素問 · 痿論》

⊙ 身體健康由血管決定

血管網就像一張龐大的身體交通圖，分布在各個組織器官，血液載著氧和營養物質在其中奔流不息。血管家族成員有動脈血管、靜脈血管和毛細血管（微血管），它們各司其職構成循環管道。其中，動脈血管是運送血液離開心臟的血管。它從心室出發，有很多分支，最後移行於毛細血管。靜脈血管是導血回心的血管，起於毛細血管，止於心房。

身體每一個地方都需要血液滋養，如果血管堵塞、變窄、變脆，就會讓血流不暢通，引發心臟病、高血壓、中風等心腦血管疾病。毫不誇張地說，人的健康是由血管決定的。但是，它常常被人們忽略，我們親手把血管培養成危害健康的「定時炸彈」。

目前，心腦血管疾病已經成為人類健康最重要的威脅，且發病有快速增長和逐步年輕化的趨勢。所以，不管是老年人還是青年、中壯年人，都應好好了解血管，做到無病早防，有病早治。

⊙ 動脈是將血液輸送到全身的管道

動脈血管是由心臟的心室出發，將血液送到全身的管道，且在行進的過程中不斷分支，越分越細，由大動脈血管、中動脈血管、小動脈血管最後移行至毛細血管。動脈血管的血管壁較厚，平滑肌發達，彈性纖維較多，管腔斷面呈圓形。它有一定的彈性，可隨心臟的收縮以及血壓的改變而出現明顯的搏動。

另外，還有更小的動脈，叫微動脈，它們是毛細血管前的阻力血管，發揮「總閘門」的作用，能控制微循環的血流量。

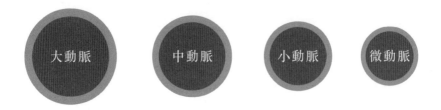

⊙靜脈是血液回心的路徑

靜脈血管起於毛細血管，管徑由細逐漸增粗，管壁也慢慢加厚，由小至大逐級匯合，止於心臟，是將血液送回心臟的血管。它分為大靜脈血管、中靜脈血管、小靜脈血管和微靜脈血管。血管壁的平滑肌和彈性組織較動脈血管壁少，結締組織較多。

⊙毛細血管是動、靜脈間的橋梁

毛細血管是最細且分布最廣的血管，乃連接動脈血管和靜脈血管之間的橋梁。一般毛細血管彈性小，血流速度慢，血管壁主要是由內皮和基膜組成，通透性大，比較容易受到外力傷害。它共有三種：連續毛細血管、有孔毛細血管和血竇。

連續毛細血管	有孔毛細血管	血竇
主要分布在結締組織、肌肉組織、肺和中樞神經系統等處。	主要分布在胃腸黏膜、某些內分泌腺和腎絲球等處。	又稱不連續毛細血管，主要分布於肝、脾、骨髓和一些內分泌腺中。

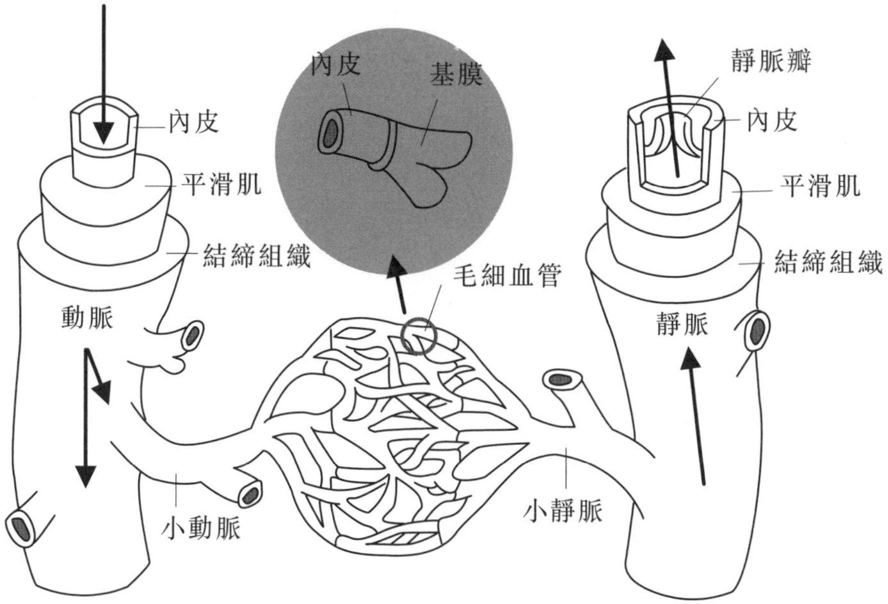

內皮
基膜
靜脈瓣
內皮
平滑肌
結締組織
內皮
平滑肌
結締組織
毛細血管
動脈
靜脈
小動脈
小靜脈

血管出現瘀堵的三個表現：痠、麻、脹

養心小叮嚀

痠說明供血變慢，一是血液流動速度慢，二是痠的部位有瘀；麻如果是臨時性或間隔性的，像坐久了腿會發麻，就屬於正常現象；但如果經常麻，就說明某個區域瘀堵了；脹多是某個部位瘀堵的外在表現。

| 二　血液：營養物質的載具 |

> 「營衛者，精氣也；血者，神氣也。」
> ——《黃帝內經‧靈樞‧營衛生會》

　　血液大部分由水分組成，它占了 60％ 以上。血液經離心後，分成明顯的三層：最上層是較清澈的血漿，占全血的 50 ～ 60％，而血漿 90％ 以上是由水組成，其他包括一些血漿蛋白和電解質等；中層一小部分是白血球及血小板；最下層是紅血球，中下兩層血球總和占全血的 40 ～ 50％。

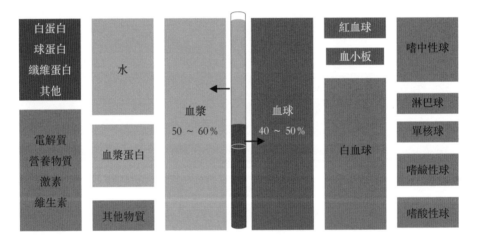

⊙血液中功能各異的「技工」

骨髓：血液的製造師

　　骨骼和血液看似風馬牛不相及，但是有著密切的關係，可以說骨骼是血液的「製造工廠」。準確地說，骨髓是充當「製造師」的角色，紅血球、白血球、血小板都是由骨髓中的造血幹細胞分化而來。因此，骨髓的造血功能正常，是成就健康血液的重要前提。

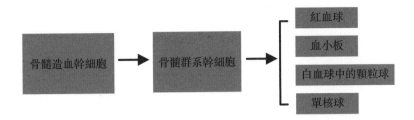

骨髓造血幹細胞 → 骨髓群系幹細胞 →
- 紅血球
- 血小板
- 白血球中的顆粒球
- 單核球

紅血球：氧的搬運工

紅血球是血液呈現紅色的主要原因，可以說血液中紅血球占了大部分。

人體從肺吸入的氧氣，以及由消化道吸收的營養物質，都需要依靠紅血球「搬運」，才能到達全身各組織。它接著還要將身體代謝產生的二氧化碳和其他廢物等，搬運到肺、腎等器官，然後排出體外。這對保證身體正常代謝至關重要。

紅血球內充滿血紅素（又稱血紅蛋白，是由血鐵質與球蛋白結合而成），其中血鐵質與氧容易結合，所以血紅素能夠充分吸收氧並運送到全身各處。如果血紅素含量減少，細胞就會陷入缺氧狀態，這時人體即表現出貧血症狀。若血紅素過多，會造成血液黏稠，容易形成血栓。

紅血球「搬運」氧氣到全身各器官

將身體代謝產生的二氧化碳等廢物，搬運到肺、腎等器官，然後排出體外

白血球：身體的防禦部隊

日常生活中，身體透過呼吸和飲食來攝取氧和營養物質，進行正常的生命活動，但是細菌和病毒等病原體總會乘虛而入，這時候白血球就會開啟防禦模式，抵抗外敵的侵入。

白血球根據形態和性質的不同，分為顆粒球、巨噬細胞、淋巴球，其中顆粒球又分為嗜中性球、嗜酸性球、嗜鹼性球三種。

1. 白血球的防禦手段

吞噬作用：以吞噬的方式對抗異物。當細菌等異物進入身體後，嗜中性球和巨噬細胞會首先聚攏過來，吞噬並消化掉異物。

2. 生成抗體保護身體

T 細胞（和 B 細胞都屬於淋巴球的一種）會捕捉到侵入體內的異物（抗原），然後向 B 細胞發出「生成抗體對抗異物」的命令，接收到指令後，B 細胞就會產生抗體並釋放到血液中。如果相同的抗原再次入侵，身體就會馬上生成抗體，使抗原失去活性。

如果身體有發炎，白血球數量會增多，但若是異常增多，可能是白血球發生某種病變（白血球標準值：4000 ～ 10000 個／ L）。另外，一些藥物的不良反應會導致白血球減少，使人體的免疫力減弱，容易造成細菌和病毒的侵犯。

血小板：最稱職的維修師

血小板是由骨髓內的巨核細胞細胞質脫落形成的，體積非常小，直徑為 2 ～ 4 微米，呈雙凸盤狀，常成群聚集，壽命為 1 ～ 2 周。

當血管內皮受損或破裂時，血小板會伸出足突，呈不規則形，迅速黏附、聚集在破損處，形成血栓，堵塞破損血管，發揮止血、凝血的作用。

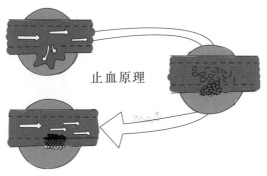

血管受血壓、血液黏度等影響而損傷，血液向血管外溢漏

止血原理

血管受損，血液變黏稠，血小板聚集在受損部位止血。血漿中的凝血因子對傷口進行修復

修復完成後，破裂的血管恢復正常，血液開始流通，傷口處形成痂

血漿：身兼運輸工、清潔工兩職

血漿是血液的重要組成部分，除90％為水分外，還含有血漿蛋白、電解質、葡萄糖、激素、膽固醇等成分。但它自己不能辨別身分是運送營養物質的運輸工，還是載著垃圾到處跑的清潔工。

依靠血漿所運送物質的種類、狀態和數量，可以判斷血液是清潔還是髒汙。所以，可以透過檢查血漿來評估血液狀況，進而了解身體是否健康。

⊙ 血液在體內輸送營養的旅程

從心臟出來的血管是動脈系統；回到心臟的血管是靜脈系統。血液沿著動脈從心臟出來，沿著靜脈再回到心臟。在動脈和靜脈之間，肉眼不可見的部分就是「微循環系統」，即毛細血管。動脈系統、靜脈系統、毛細血管構成了完整的循環系統。

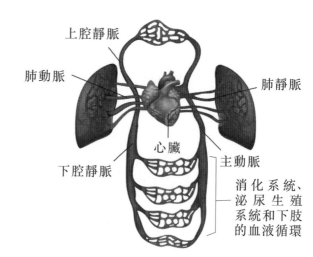

上腔靜脈
肺動脈
肺靜脈
心臟
下腔靜脈
主動脈
消化系統、泌尿生殖系統和下肢的血液循環

人體內的血液循環是封閉的，這個封閉的系統由兩個分支組成：一個相對較大，稱為體循環；另一個相對較小，稱為肺循環。這「兩兄弟」構成了血液的雙循環模式。

大旅程：體循環

人體內的血液從心臟流向全身。心臟像一個泵，是血液流動的動力源，而血管將血液輸送到全身各處，供應各器官使用，這其中有各種營養物質、氧氣、二氧化碳等成分。這個過程在人體內無時無刻在進行著。

體循環的特點是路程長，流經範圍廣，主要透過動脈血來滋養全身各組織，然後將其代謝產物經靜脈運回心臟。

運行路線：左心室（收縮）→含氧氣和營養物質的動脈血進入主動脈→各級動脈分支→進入毛細血管→氣體和營養物質交換→含二氧化碳和代謝產物的靜脈血→小靜脈→各級靜脈→回流至上、下腔靜脈及冠狀竇→右心房。

小旅程：肺循環

人的心臟有四個腔室：左心房、左心室、右心房、右心室。其中上下房室是相通的，左右不通。而體循環起始於左心室，肺循環起始於右心室。

肺循環的特點是路程短，只通過肺，主要任務是完成氣體交換。

運行路線：右心室（收縮）→含有二氧化碳的靜脈血進入肺動脈→肺動脈各級分支→肺泡壁的毛細血管→血管和肺泡進行氣體交換→含氧飽和的動脈血進入小靜脈→肺各級靜脈→回流至左、右肺靜脈→左心房。

⊙血管生病了，一定是日積月累的結果

血管變脆：可能是高血壓導致，會增加腦出血風險

高血壓對身體健康的影響是多方面的，會讓人手腳麻木、頭暈、頭痛、心悸、失眠等，其中對血管的危害首當其衝。血管受到高壓的壓迫，會處於擴張狀態，如果一直持續，就會使血管失去彈性、變脆，容易破裂，增加腦出血的風險。

血管壁增厚：可能是動脈粥狀硬化，小心冠心病

據臨床統計，90％以上的冠心病都由動脈粥狀硬化所致。嚴重的動脈粥狀硬化就像不定時炸彈，隨時都有可能引爆冠心病，如發生急性心肌梗塞。

所謂粥狀硬化斑塊，就是一種凸向血管腔的硬化斑塊，外觀上像我們平時熬煮的米粥一樣。這個斑塊會造成血管狹窄甚至閉塞，如同自來水管或水壺嘴被長年逐漸堆積的水垢堵塞一樣。

心臟不停跳動，需要氧與營養物質源源不斷地供應，而這

些都來自冠狀動脈。可以想像，如果冠狀動脈發生狹窄或閉塞，心肌得不到營養物質和氧的供應，必然會發生損傷甚至壞死。

　　冠心病就是冠狀動脈粥狀硬化導致的心臟病，可見動脈粥狀硬化是引發心血管疾病的罪魁禍首。

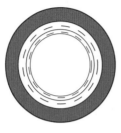 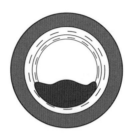 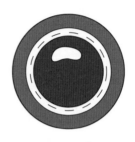

正常的冠狀動脈　　　斑塊的形成　　　斑塊增大，動脈粥狀硬化，管腔狹窄

血管變窄：血液中過多脂類沉積，謹防血脂異常

　　血脂通常是指三酸甘油酯和膽固醇，正常情況下，身體對脂類物質的吸收、轉化、消耗，應該維持在平衡狀態。但是由於飲食結構不合理、缺乏運動等原因，會打破平衡，使血脂含量不再穩定。過多的脂類物質會沉積在血管壁上，久而久之血管壁即變得狹窄。

血管堵塞：血液垃圾沉積淤堵，容易發生急性梗塞

　　健康的血管應該是暢通無阻、血流順暢的，能將營養物質和氧輸送到全身各個組織器官，同時將代謝產生的二氧化碳和廢物排出。但是，隨著年齡的增長、長期不健康的生活方式，會讓血液中的「垃圾」增多，沉積、淤堵在血管壁上，「堵塞」通道，造成血流不暢，不能及時供給營養物質和氧，身體組織就會出現缺氧、缺血，導致高血壓等疾病。

　　當血管被堵死時，血液出現斷流，就會發生急性心肌梗塞和急性腦梗塞，這很可能是致命性的。因此，想從根本上解決血管疾病，就要清除裡面的垃圾，預防堵塞。

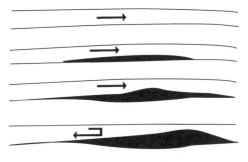

血管健康，血液流通順暢

脂肪堆積，血液流通不順

堵塞嚴重，形成粥狀硬化，
血管壁變脆

血管完全堵塞，血液循環受阻

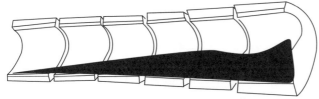

導致血管堵塞的罪
魁禍首是膽固醇，
如果不防微杜漸，
最終將誘發中風、
心臟病等致命性疾
病

⊙ 身體內威脅血管和血液健康的毒素

隨著人體的衰老和外界的刺激，人體代謝的毒素越來越多。如果不儘快排出去，會影響身體健康，導致疾病，加速衰老。

尿酸

尿酸是嘌呤代謝的產物，主要由腎臟擔任排泄任務，小部分由腸道、膽道排出。一旦體內尿酸濃度升高，含量超過正常值，一些人會出現身體不適，容易導致痛風、急性痛風性關節炎等。

痛風是由尿酸濃度長期過高引起，和不健康的飲食有關。過食肥甘、主食偏少、飲酒過量等都是痛風的誘因，所以養成良好的飲食習慣是防治痛風的關鍵。

膽固醇

絕大部分膽固醇由肝臟製造，另一部分由食物經小腸吸收。它其實是人體一種不可缺少的物質，可調節鈣、磷代謝，促進骨骼發育。但過高的膽固醇在血管壁上累積，會大大增加心血管疾病的罹患率。

膽固醇中有高密度脂蛋白膽固醇（HDL-C）和低密度脂蛋白膽固醇（LDL-C）兩種，增加 HDL-C 數量，同時降低 LDL-C 水準，即「該高的要高，該低的要低」，人體才能維持健康。

降三酸甘油酯的藥物有貝特（fibrate）類和魚油。有的牛奶中添加植物固醇，也有一定的降膽固醇作用。

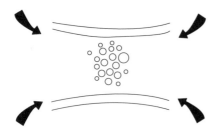

脂類物質沉積過多，會堵塞血管，使血管變窄，血流變慢，形成血栓。如果這種情況發生在心臟血管，就會引起冠心病；發生在腦部，即引發中風；發生在下肢，便出現肢體壞死、潰爛等

預防冠心病，低密度脂蛋白膽固醇（LDL-C）應保持在 130mg/dl 以下；已患有冠心病的人（如裝過支架的心肌梗塞患者），更應降至 70mg/dl 以下。降膽固醇的藥物主要有兩類：一是減少肝臟合成膽固醇的他汀（statin）類，二是減少小腸吸收膽固醇的依折麥布（ezetimibe，商品名：益適純（EZETROL））。二者小劑量合用比他汀類大劑量單用更有效、更安全、更便宜。

乳酸

乳酸是人體因長時間運動所產生的廢物，是導致疲勞的物質之一。過多的乳酸在體內堆積，會使肌肉發生收縮，壓迫血管，從而使血流緩慢，呈現出一種疲勞狀態。也不利於細胞吸收氧氣，從而削弱細胞功能。

如何消除乳酸引起的疲勞呢？可以進行慢跑、按摩、伸展等運動或小動作。此外，泡個熱水澡也可以促使乳酸排出。

三酸甘油酯

三酸甘油酯偏高在國人中最常見，它主要會導致胰臟發炎，也會增加冠心病風險，但膽固醇過高仍為「主犯」，三酸甘油酯則是「從犯」。它的數值會飆升有多種原因：一是攝入主食、甜品、油炸食物過多，二是大量飲酒，三是不運動，四是糖尿病或血糖不穩定。

自由基

氧是一把雙刃劍，一方面維持人類的生存和健康，另一方面又以活性氧的方式促使人類衰老、生病。自由基是身體內氧化反應產生的物質，會損害人體組織和細胞，加快身體老化，多種疾病也會隨之而來。它的特點是有很強的氧化性，因此，有抗氧化作用（如富含維生素 C、維生素 E、茄紅素）的食物，就可幫助身體消除自由基。

體循環中的微循環

養心小叮嚀

在體循環中還有一種特殊的微循環，是微動脈與微靜脈間的血液循環，它廣泛存在於人體的各個器官組織，是體循環中的一個重要環節。

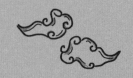

第二章
血管決定壽命和健康

| 一、為什麼保護血管就是保護生命 |

> 「凡治消癉仆擊，偏枯痿厥，氣滿發逆，甘肥貴人，則高粱之疾也。」
>
> ——《黃帝內經‧素問‧通評虛實論》

⊙ 保護血管有重大意義

人類最寶貴的是生命，生命最寶貴的是血管，血管通利健康長壽，血管壅堵百病生，所以保護血管就是保護生命。

我在美國給博士生講課的時候說：「你們知道中國著名的甲骨文嗎？」有的學生搖頭，有的學生點頭。我說：「甲骨文裡記載，3000 年前中國人的好發病就是心腦血管疾病和癌症，2500 年前的《黃帝內經》已包括了各種心腦血管疾病的防治方法，簡直就是這方面的專著，說明此類疾病已經猖狂幾千年了，比癌症還要可怕，它奪走多少條寶貴的生命，所以保護血管刻不容緩。」

⊙ 如何保護血管

前面已經提過，破壞血管的三大殺手就是血脂異常、高血壓和高血糖，所以，防「三高」是保護血管的首要任務，而降血脂是重中之重。

⊙ 血稠是心腦微小血管壅堵的元凶

我經常接觸到這樣的患者，常感覺頭暈眼花，時有胸悶，有時走路會有點踉蹌，CT 沒發現問題，心臟檢查也屬正常，但他們的手掌發紅。我初步診斷是血稠，心腦微小血管有瘀堵。他們

的共同點都是愛吃肉，不運動，喝水少。我幫他們開了降血脂的
藥方，並囑咐他們管好嘴、邁開腿、多喝水，效果很好。

＊血管堵塞
的不同階段

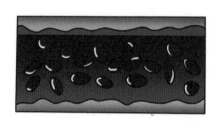

正常血管

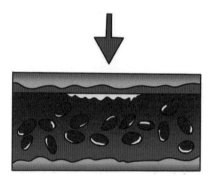

堵塞 25％ 的血管

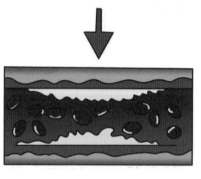

堵塞 50％ 以上的血管

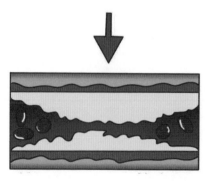

堵塞 75％ 以上的血管

⊙楊力的降「三高」驗方

人屬於五行動物中的倮蟲（「倮」通「裸」，指沒有羽毛或鱗介以蔽身的動物），倮蟲屬土。人雖然有五種生理體質─火型人（火體）、水型人（寒體）、土型人（濕體）、金型人（燥體）、木型人（風體），但都是以土為核心，然後兼有他型。尤其黃種人（黃屬土），更是土型中的土型人。

土性濕，濕氣通於脾，所以土型人大多濕氣和痰濁重，日久痰瘀阻絡，致血管壅堵變窄，甚至閉塞不通。而且土型人血運偏緩，血易黏稠（三酸甘油酯偏高），易患「三高」。年輕人出現血稠，可以透過喝水、運動、飲食來改善，中老年人症狀較重者，應及時就醫吃藥。

這裡，我提供一個降三高的驗方：

降血脂處方

◎山荷飲：山楂 10 克，荷葉 5 ～ 10 克。
◎澤瀉湯：澤瀉 10 克，白朮 10 克。
◎丹七飲：丹參 15 克，三七 3 克。

症輕者，可用山荷飲代茶飲，也可多飲茶（包括綠茶、烏龍茶和普洱茶等），多吃番茄、葡萄、蘿蔔、綠葉蔬菜等。

症重者，建議上述三方合用，每天飲用 1 ～ 2 次，以腸胃承受能力為度。

合併症加減處方

在上述降血脂三大處方的基礎上：
合併高血壓加天麻 10 克，鉤藤 10 克。
合併冠心病加瓜蔞 10 克，薤白 10 克。
合併糖尿病加黃連 10 克，葛根 15 克。

◎注意：血脂高引起心腦血管壅堵者（出現頭暈、乏困、眼花、胸悶），要管住嘴，邁開腿，多喝水。

★**溫馨提醒**　本書的藥物驗方、處方等僅為廣大讀者提供參考，具體用藥時，要經過醫師診斷，並根據自身情況，謹遵醫囑。

| 二、心腦血管堵塞的危害 |

「陽氣者，大怒則形氣絕，而血菀於上，使人薄厥。」

—《黃帝內經・素問・生氣通天論》

⊙ 血稠重者，血管容易堵塞

血稠重者，血液處於高凝狀態，容易發生心肌梗塞、腦梗塞而危及生命，還可能形成下肢血栓引起肺栓塞而造成死亡，所以血稠是破壞血管的元凶。現在心肌梗塞、腦梗塞越來越好發，都是因為血脂高導致血管被破壞，形成動脈硬化及斑塊，造成血管堵死之故。

中醫藥降血脂是治本，不但能降外源性血脂（吃進來的），還可降內源性血脂（脾胃代謝障礙所致），前面提到的「降血脂處方」，就具備調降內外血脂的作用。

⊙ 血管嚴重壅堵的危害及早期警訊

血管被痰濁瘀堵，輕者心腦腎小血管（中絡）受損，重者引起心、腦、肺、腎主要血管梗塞而危及生命。所以一定要注意防微杜漸，積極治本，阻斷疾病的發展，尤其應該注意先兆，爭取早期治療。若發生重度動脈硬化，瘀痰壅堵嚴重，則易出現重要器官梗塞。

腦梗塞

屬腦血管梗塞（缺血性腦中風），多發生於痰瘀阻絡較重的人，會造成突然昏倒，後果很嚴重。

早期警訊：頭痛，短暫的言語不利，一時性肢體無力，瞬間眼前黑矇。

心肌梗塞

心臟冠狀血管動脈硬化發展至梗塞，造成心肌缺氧甚至壞死，可導致急性心臟衰竭甚至死亡。主要症狀是胸骨後壓榨性疼痛，憋氣不能緩解，甚至出汗昏厥，有瀕死感。

早期警訊：短時胸悶、憋氣。

腎動脈栓塞

長期高血壓、高血脂加重動脈硬化，使腎動脈狹窄，引起血管收縮素增加，從而又升高血壓，形成惡性循環，導致惡性高血壓。急性腎動脈栓塞還易造成急性腎衰竭而危及生命。

早期警訊：腰部隱痛，血壓降不下來。

肺栓塞

往往因為下肢動脈硬化、斑塊脫落成為血栓，順血循堵塞於肺血管，導致肺栓塞而猝死。這種情況常發生於長途搭乘經濟艙的乘客，在經過十幾個小時的飛行後，下飛機時突然倒地，所以有下肢深層靜脈瘀血的人，應避免長時間坐飛機，或每一個小時起來活動 10 分鐘。

早期警訊：下肢小腿明顯靜脈曲張，久站久坐，易腫脹。

| 三、五運六氣與心腦血管疾病 |

> 「天有五行，御五位，以生寒、暑、燥、濕、風。人有五臟，化五氣，以生喜、怒、思、憂、恐。」
>
> ——《黃帝內經‧素問‧天元紀大論》

⊙ 運氣對心腦血管疾病的影響

勝、復、鬱、發、太過、不及，無論異常氣候還是極端氣候，對心腦血管疾病都有很大影響。

⊙ 運氣五鬱對心腦血管疾病的影響

五鬱指運氣氣化不及對心腦血管疾病的影響。

火鬱—心鬱

◎氣化特點：歲水太過，寒氣流行，心火受邪。

◎氣候特點：夏應熱不熱，或應熱反寒，寒氣早至。

◎原文：《黃帝內經‧素問‧氣交變大論》：「歲水太過，寒氣流行，邪害心火，民病……陰厥上下中寒，譫妄心痛……」

◎病機：邪害心火。

◎治法：火鬱發之，包括培土制水、溫振心火。

◎主方：苓桂朮甘湯加人參。

水鬱—腎鬱

◎氣化特點：歲土太過，雨濕流行，腎水受邪。

◎氣候特點：冬應寒不寒，應藏不藏，泉湧河衍，風雨大至。

◎原文：《黃帝內經．素問．氣交變大論》：「歲土太過，雨濕流行，腎水受邪。民病腹痛，清厥、意不樂，體重煩冤，上應鎮星。甚則肌肉萎，足痿不收，行善瘈，腳下痛，飲發中滿，食減，四肢不舉。」

◎病機：腎水不濟心火，易致肌肉痿痹、腰沉重、腿足腫、四肢寒涼、尿少。易加重心臟衰竭。

◎治法：承制脾土，溫振腎水。

◎主方：四逆湯、真武湯。

金鬱—肺鬱

◎氣化特點：歲火太過，炎暑流行，肺金受邪。

◎氣候特點：應燥不燥，秋應涼反熱，涼燥成燥火。

◎原文：《黃帝內經．素問．氣交變大論》：「歲火太過，炎暑流行，肺金受邪。民病虐，少氣咳喘，血溢、血泄、注下，嗌燥耳聾，中熱肩背熱。上應熒惑星。甚則胸中痛，脅支滿，脅痛，膺背肩胛間痛，兩臂內痛。」

◎病機：肺氣被鬱，肺氣不宣，肺失肅降，一是肺心病加重，一是炎暑引發心腦血管疾病、腦出血等。

◎治法：承制心火，扶助肺氣。

◎主方：沙參麥冬飲加黃連。

木鬱—肝鬱

◎氣化特點：歲金太過，燥氣流行，肝木受邪。

◎氣候特點：春應溫反涼，應生不生。

◎原文：《黃帝內經．素問．氣交變大論》：「歲金太過，燥

氣流行，肝木受邪。民病兩脅下少腹痛，目赤痛、眥瘍，耳無所聞。肅殺而甚，則體重煩冤，胸痛引背，兩脅滿且痛引少腹。上應太白星。甚則喘咳逆氣，肩背痛。」

◎病機：肝氣血鬱滯，生機不振，肝氣不疏，情志抑鬱，七情不疏，易發作冠心病。

◎治法：溫振肝氣，制金扶木。

◎主方：柴芍六君子湯加鬱金、菖蒲、桑白皮。

土鬱—脾鬱

◎氣化特點：歲木太過，風氣流行，脾土受邪。

◎氣候特點：長夏應濕不濕，應長不長。

◎原文：《黃帝內經·素問·氣交變大論》：「歲木太過，風氣流行，脾土受邪。民病飧泄，食減，體重，煩冤，腸鳴腹支滿，上應歲星。甚則忽忽善怒，眩冒巔疾。」

◎病機：因肝氣太盛，易患高血壓、眩暈、頭巔頂痛等。

◎治法：制木振土，疏肝健脾。

◎主方：四君子湯加白芍、柴胡。

⊙ 氣化極端對心腦血管疾病的危害

中醫的「五運六氣」學說認為，一年中極端的氣候變化，如火化太過，寒化太過，都對心腦血管有很大的危害，因此有必要干預。

火化太過

火化太過，火成為勝氣，火氣通於心，邪害心臟。

◎氣化分析：火運太過之年，如戊辰、戊戌年。天符年，如戊寅、戊子年（二火相逢），上半年火化太盛。太乙天符年，如戊午年（三火相逢），全年火化太過。同天符年，如戊午年。

同歲會年如癸巳年，兩火相逢，下半年火盛，或夏季加臨的氣化是火氣則火上加油，心臟受邪。

◎病機：火化太過，熱氣盛行，火氣通於心，致心火太亢，誘發火熱疾病及心病、腦病。

◎治法：養心陰，清心火。

◎主方：竹葉麥冬湯，酌加黃連。

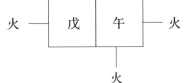

寒化太過

寒化太過，水成為勝氣，水性寒，寒氣通於腎，邪害腎臟，加重心臟衰竭、水腫。

◎氣化分析：水運太過之年，如丙辰、丙戌年，運氣皆屬寒水，又屬天符年，兩寒相逢，或冬季加臨寒水，皆致寒化過勝而侵害腎臟。

◎病機：寒化太過，寒氣盛行，寒氣通於腎，邪害腎臟。寒盛太過易引發「真心痛」（心肌梗塞），寒性冠心病及肺心病、風心病。

◎治法：溫腎扶陽。

◎主方：四逆湯。

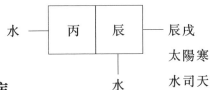

⊙氣化反常與心腦血管疾病

氣化反常對心腦血管疾病的影響主要有以下五種情況。當其令則順，非其時則逆，反其時則凶。

熱上加熱（火上添油）

夏季本火熱，如有火氣加臨，氣化熱上加熱，如少陽相火或少陰君火光臨三之氣（小滿至大暑之間），火熱過盛，會導致心腦不適，引發中風、高血壓或冠心病，如戊寅年、戊申年。

寒上加寒（雪上加霜）

冬季本寒冷，如有寒水加臨，則寒上加寒，如終之氣（小雪到大寒之間）有太陽寒水加臨則氣化過寒，易發生心絞痛、心肌梗塞、腦梗塞等。

應熱反寒（反其時）

夏季應熱，如有寒水加臨，則氣化應熱反寒，易出現心火鬱滯，引發冠心病、高血壓、眩暈等。

應寒反熱（反其時）

冬季應寒，如有君火加臨，則氣化應寒反熱，易引發肺心病致痰壅、氣阻等。

應溫反熱（反其時）

春天氣候尚冷，如加臨君火，氣候由涼變熱，易引發高血壓、眩暈等。

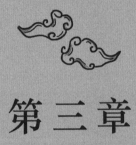

第三章
高血壓

| 一、病因及危害 |

透過檢測，可以發現很多人的血管年齡要遠遠高於實際年齡，明明只有四十多歲，卻有著六十歲的血管，高血壓就是其幕後黑手。

高血壓患者的血管長期受到壓迫，就像彈簧一直處於過度拉伸的狀態，久而久之就會失去彈性，變脆、變硬，更容易引起彈性纖維斷裂，出現血管破裂。高血壓還會使微循環毛細血管稀疏、扭曲變形，加快身體動脈發生粥狀硬化的速度。

可見，高血壓並不只是單純血壓高的問題，它所造成的動脈粥狀硬化、彈性減弱、變脆等，都會加速血管老化，而血管老化又反作用於身體，增加罹患腦出血、冠心病、中風等心腦血管疾病風險。

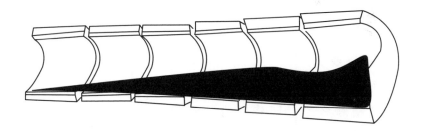

血管壁長時間堆積脂類物質，會導致其管腔越來越窄，連帶血壓更容易升高

｜ 二、 表 現 症 狀 ｜

　　高血壓通常因為症狀不明顯而被忽略，有些患者甚至是在發生嚴重併發症時，才發現自己有高血壓。因此，出現這七大症狀時，一定要警惕。

頭暈
有些是一時性的（常在突然蹲下或起立時出現），有些是持續性的。

失眠
高血壓引起失眠多表現為睡眠不踏實、入睡困難、早醒、夢多、易驚醒。

肢體麻木
手指、腳趾會出現麻木感（有時表現為蟻行感），甚至蔓延到其他部位。

頭痛
頭痛部位常在腦後或兩側太陽穴，多為持續性鈍痛或搏動性脹痛，偶有炸裂樣劇痛，有時伴隨噁心、嘔吐。

耳鳴
通常在外部環境非常安靜時出現耳鳴，而且持續時間較長，耳鳴時感覺響聲如蟬鳴，或嗡嗡作響。

心悸、氣短
高血壓會造成心肌肥厚、心臟擴大、心肌梗塞、心臟衰竭，導致心悸、氣短。

出血
高血壓可致腦動脈硬化，使血管彈性減退、脆度增加，故容易導致血管破裂出血，以鼻出血最多見，其次是結膜出血、眼底出血、腦出血等。

| 三、 高血壓的診斷標準 |

高血壓是指以動脈收縮壓和（或）舒張壓升高，常伴有心、腦、腎和視網膜等器官功能性或器質性改變的全身性疾病。在未使用降壓藥物的情況下，診間內測量收縮壓 ≥ 140 毫米汞柱和（或）舒張壓 ≥ 90 毫米汞柱就可以診斷為高血壓。高血壓控制不好極易引起心、腦、腎等相關器官的損害，對人體健康的危害極大。

| 四、 哪些人容易罹患高血壓 |

超重及肥胖

罹患高血壓的風險是普通人 3 倍，不僅取決於總體重，還與脂肪分布有關，通常大腹便便的蘋果型肥胖者患高血壓的風險更高。

缺乏運動

研究顯示，有規律地參加有氧運動，如快走、慢跑，每周 4 次，每次 30 分鐘以上，對控制血壓有幫助。

高鹽飲食

鹽的主要成分是氯化鈉，高鹽會導致體內鈉過多，進而增加血管的阻力，造成血壓升高。建議一般人每日鹽攝入量低於 6 克。

遺傳因素

　　父母有高血壓，子女發生高血壓的可能性會增加，同卵雙胞胎子女間的血壓相關性高於異卵雙胞胎者。

長期吸菸

　　吸菸容易引發高血壓、冠心病等疾病，還會導致心率加快等，建議戒菸。

精神壓力大

　　工作壓力大、精神緊張、情緒不穩定等會增加罹患心腦血管疾病的風險。

過量飲酒

　　長期過量飲酒（每日飲白酒 ≥ 100 毫升）會增加罹患高血壓的危險。

年齡因素

　　男性大於 55 歲（包括 55 歲），女性更年期後，罹患高血壓的風險增大。

| 五、中醫對高血壓的認識 |

⊙ 高血壓與肝關係密切

《黃帝內經》首先指出高血壓與肝風的關係最密切，如《黃帝內經‧素問‧至真要大論》曰:「諸風掉眩，皆屬於肝。」掉眩，就是因風招致眩暈，眩暈是高血壓的主要症狀。所以「風」這個誘因常常會引發高血壓，從而在治療學上就有了「鎮肝熄風」的重要理論。

⊙ 高血壓與情緒

《黃帝內經‧素問‧生氣通天論》有「大怒則形氣絕，而血菀於上，使人薄厥」，說明情緒激動是誘發高血壓的一個重要因素。因此，後世湧現出許多調肝氣降壓的方子，如逍遙散、柴胡疏肝湯與天麻鉤藤飲的合方等。

⊙ 腎與高血壓

《黃帝內經‧靈樞‧海論》曰:「髓海不足，則腦轉耳鳴，脛酸眩冒。」表明腎虛與眩暈、血壓有關。由於肝腎之間的重要聯繫，顯示了水不滋木這一最常見的高血壓病因。因此，後世提出許多從腎治高血壓的方子，如杞菊地黃湯。

⊙ 「上虛」也是高血壓的原因之一

「上虛則眩」是《黃帝內經‧靈樞‧衛氣》提出的重要觀點。「上虛」的範圍很廣，包括氣虛、血虛、脾弱中虛等，致氣血不能上榮，或清陽不升，濁陰不降。《黃帝內經》的這一理論，為後世治療高血壓開拓了廣闊的思路。

★TIPS　　**1**偏腎陰虛見腰痠、耳鳴、手足心熱者，可加二至丸（女貞子、旱蓮草），此方尤適於更年期女性患者。**2**偏腎陽虛見乏力神憊、足軟者，可加巴戟天、菟絲子、胡蘆巴等。**3**老年人多腎陰陽兩虛，有頭暈、腰痠、耳鳴，又有畏寒、肢冷，可用金匱腎氣湯（制附子、肉桂），治高血壓最好用肉桂，不要用桂枝。

| 六、不同類型高血壓的辨證論治 |

⊙肝陽上亢型（青年、中年）

◎症狀：頭痛，頭脹，眩暈，目赤，小便赤黃，大便乾燥，急躁易怒，舌紅苔黃，脈弦細。

◎治法：平肝潛陽。

◖ 楊力驗方 ◗

方用天麻鉤藤飲＋生牡蠣、代赭石。天麻 10 克，鉤藤 15 克，石決明 20 克，梔子 10 克，川牛膝 10 克，杜仲 10 克，夜交藤 10 克，茯神 10 克，黃連 5 克，甘草 6 克，生牡蠣 10 克，代赭石 10 克。

較重者用鎮肝熄風湯＋天麻、鉤藤。代赭石 15 克，天冬 10 克，麥冬 10 克，當歸 10 克，生地 15 克，玄參 15 克，牛膝 15 克，生龍骨 15 克，生牡蠣 15 克，生龜板 10 克，川楝子 10 克，杭芍 10 克，生麥芽 10 克，茵陳 10 克，甘草 6 克。

⊙痰濁中阻型（老年人）

◎症狀：頭暈目眩，時吐痰涎，食少噁心，胸悶不適，形體肥胖，舌苔厚膩，脈弦滑。

◎治法：化痰清濁。

◖ 楊力驗方 ◗

方用半夏白朮天麻飲＋生龍骨加減。半夏 10 克，白朮 15 克，天麻 10 克，茯苓 10 克，橘紅 10 克，甘草 6 克，生龍脊 15 克，生三七粉 3 克（沖服）。

⊙陰虛陽亢型（老年人）

◎症狀：頭暈目眩，頭面燥熱，眼澀，視物模糊，耳鳴如蟬，口
　　舌乾燥，舌質紅嫩，舌苔薄而少苔，腰膝痠軟，四肢麻木，心
　　悸失眠，脈弦細。

◎治法：滋陰斂陽。

◗ 楊力驗方 ◖

　　方用杞菊地黃湯＋天麻、鉤藤。枸杞子 15 克，菊花 5 克，
熟地 20 克，山萸肉 10 克，牡丹皮 10 克，茯苓 10 克，澤瀉 10
克，甘草 6 克，麥冬 10 克，地骨皮 10 克，葛根 15 克。

| 七、高血壓的飲食調理 |

⊙宜吃食物

玉米	玉米中的維生素 E，有緩解動脈粥狀硬化、預防高血壓、降低血清膽固醇的作用
芹菜	芹菜含有較多膳食纖維、鉀等，有降血脂、調血糖的功效。常食可增加血管彈性，防止毛細血管破裂
青花菜	青花菜中維生素 C 和葉綠素的含量都很高，具有抗氧化的功能，可清除自由基，有助於調節血壓
山楂	山楂含有的山楂酸、檸檬酸，能利尿、擴張血管，發揮輔助降壓的作用
蘋果	蘋果富含鉀，可與人體內過多的鈉結合並排出體外，高血壓患者常吃可以促進身體排鈉，有助於降血壓
鮪魚	常吃鮪魚能有效減少血液中的「壞膽固醇」，增加「好膽固醇」，從而預防因膽固醇含量高所引起的疾病，如高血壓合併血脂異常

⊙慎吃食物

鹹菜	鹹菜屬於高鈉食品。它在醃製過程中加入了大量的食鹽，蔬菜裡的維生素 B 群和 C 等營養成分被大肆破壞。常吃會使小動脈痙攣，血壓升高
蜜餞	話梅、陳皮、橄欖之類的蜜餞，雖然酸甜可口，鹽分含量卻極高。它們在製作過程中，需要先經過長時間的鹽水浸泡，取出曬乾後再用糖醃製。攝取過多的鹽分會使血管中的水分增加，增大血管壁的壓力而致血壓升高，還會阻礙一種擴張血管物質（一氧化氮）的釋放，提高動脈硬化的風險

蛋糕	蛋糕富含脂肪，常吃會增加血液黏度並促使血栓形成，從而加快動脈粥狀硬化的速度

⊙ 特效食譜

● 地瓜玉米粥

/ 材料 /

生玉米粒 150 克，地瓜 200 克。

/ 做法 /

1. 地瓜洗淨，去皮，再次洗淨後切大塊；生玉米粒淘洗乾淨，浸泡 6 小時。

2. 鍋置火上，倒入適量清水，加入玉米粒，大火煮沸後放入地瓜塊，轉小火熬煮至粥成即可。

/ 功效 /

預防動脈粥狀硬化。

● 香乾炒芹菜

/ 材料 /

芹菜 250 克，豆腐乾 300 克，蔥末 5 克，鹽 2 克，料酒 5 克。

/ 做法 /

1. 芹菜擇洗乾淨，先剖細，再切長段；豆腐乾洗淨，切條。

2. 鍋置火上，倒油燒至七成熱，用蔥末熗鍋，下芹菜段煸炒，再放入豆腐乾條、料酒、鹽炒拌均勻即可。

/ 功效 /

降壓健腦。

● 清蒸鮭魚

/ 材料 /

鮭魚肉 150 克，蔥絲、薑絲、鹽、香油各適量。

/ 做法 /

1. 鮭魚肉洗淨，切段，撒少許鹽抓勻，醃漬 30 分鐘。

2. 取盤，放入醃好的鮭魚肉段，再放上蔥絲、薑絲、香油，送入蒸鍋大火蒸 7 分鐘即可。

/ 功效 /

降血壓，防止血栓。

｜八、高血壓特效推拿方｜

⊙ 按壓風池穴

/ 取穴 /

在頸部，當枕骨之下，胸鎖乳突肌
與斜方肌上端之間的凹陷處。

/ 做法 /

雙手抱攏頭部，用雙手食指指腹按
壓兩側的風池穴約一分鐘，至有痠、
脹、麻、重感為度，以感到局部發熱、
渾身輕鬆為止。

/ 功效 /

熄風清熱、通暢氣血、疏通經絡，
緩解高血壓引起的頭痛功效明顯。

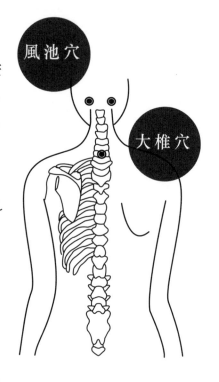

⊙ 按揉大椎穴

/ 取穴 /

低頭時可摸到頸後突起最高的高骨，
高骨的下方凹陷處，按之痠麻即是
大椎穴。

/ 做法 /

用食指按揉頸後的大椎穴，以皮膚
發熱發紅為度。

/ 功效 /

鎮驚寧神、降血壓。

⊙ 按壓太衝穴

/ 取穴 /

在足背，第1、2蹠骨間，蹠骨結合部前方凹陷中。

/ 做法 /

用拇指或食指按壓太衝穴一分鐘，以有痠、脹、痛感為度。

/ 功效 /

平肝瀉熱、疏肝養血、清利下焦，從而有助降血壓。

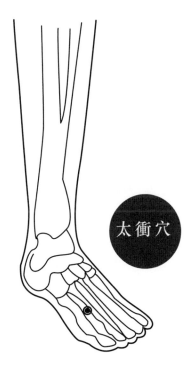

太衝穴

| 九、 高血壓患者的日常保健 |

⊙ 降低攝鹽量

高鹽飲食是高血壓的一個誘因，因此嚴格控制鹽的攝入量，有助調控血壓。高血壓患者每天的食鹽量應控制在 5 克以下，病情較重、有併發症者需控制在 3 克以下。同時不要忽略醬油等調味料所含的鹽，並適當多吃含鈣、鉀豐富的食物，以排出體內多餘的鈉。

⊙ 儘量少吃「三高」食物

少吃高熱量、高脂肪、高膽固醇的食物，如五花肉、動物肝臟、魚卵、香腸、炸物、油條等。

⊙ 控制情緒

保持良好的情緒，不要暴怒、過度興奮、憂鬱。

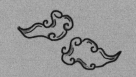

第四章

血脂異常

| 一、病因及危害 |

　　血脂異常主要指血清中的膽固醇及三酸甘油酯含量增高，其中危害最大的是低密度脂蛋白膽固醇及總膽固醇增加，它會破壞血管內膜，導致動脈粥狀硬化，繼之形成斑塊，日久可致血栓形成，而使心、腦、腎、肢體的血脈壅閉。本病分為膽固醇偏高和三酸甘油酯偏高兩大類。

　　主要病因有：

1. 本病與家族史、肥胖史、高血壓史、糖尿病史密切相關。
2. 飲食肥甘油膩，進食肉類過多。
3. 甲狀腺功能減退及腎臟病是形成血脂異常的重要因素。
4. 代謝症候群，對脂類、碳水化合物代謝不足。

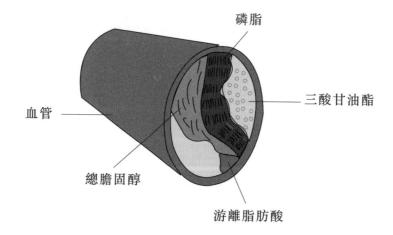

磷脂

三酸甘油酯

血管

總膽固醇

游離脂肪酸

| 二、 表現症狀 |

1. 頭暈、犯睏，多發生在午後未時小腸經當令時，因小腸吸收了大量血脂進入血液，導致血脂增高。
2. 面部黃褐色素瘤，多發生在顏面、眼周及手足部。
3. 短暫的視物模糊。
4. 健忘、指麻。

| 三、 血脂異常的診斷標準 |

對血脂異常的診斷要去醫院進行抽血。一般來說，化驗報告中有四項內容：總膽固醇（TC）、三酸甘油酯（TG）、低密度脂蛋白膽固醇（LDL-C）和高密度脂蛋白膽固醇（HDL-C），下面內容僅供參考。

總膽固醇（TC）	正常值 < 200mg/dl
三酸甘油酯（TG）	正常值 < 200mg/dl
低密度脂蛋白膽固醇（LDL-C）	正常值 < 130mg/dl
高密度脂蛋白膽固醇（HDL-C）	正常值 > 40mg/dl

| 四、血脂異常三級預防 |

⊙ 一級預防

定期進行血脂檢測

血脂異常的高危險群必須進行定期的抽血檢查。膽固醇和三酸甘油酯超過正常值時要儘早接受治療。

控制體重

透過計算身體質量指數（BMI）＝體重（公斤）／（身高（公尺））^{2} 來判斷自己的體重是否正常（一般來說，BMI ≥ 27 即可視為肥胖），超重或肥胖者要積極減肥。

積極治療原發病

已經有糖尿病、甲狀腺功能減退、腎病症候群、肝膽疾病的患者應積極進行治療。

飲食宜清淡，做到粗細搭配

多吃綠葉蔬菜、瓜果，少吃動物脂肪及膽固醇含量高的食物，晚餐宜少吃，最好不吃甜食。

優化生活方式

經常參加體育鍛鍊，如打太極拳、散步、慢跑等，保持良好的心態，儘量避免精神緊張、情緒過激、熬夜、過度勞累、憂鬱等。

⊙二級預防

二級預防是針對輕、中度血脂異常患者設定的，目的在於督促他們積極治療，預防血脂異常併發症的發生。

主要利用飲食療法和運動療法來降低血脂。如果降不下來，必須採用口服降血脂藥物使其恢復正常水準。此外，吸菸者必須戒菸。

⊙三級預防

三級預防是針對已經出現併發症的血脂異常患者提出的。當血脂異常併發動脈粥狀硬化、冠心病、胰臟炎等疾病時，應積極治療血脂異常及併發症，維持病情的穩定。

患者需在嚴格落實一級預防和二級預防的基礎上進行三級預防，應消除不必要而且有害的憂愁、懼怕、擔心及麻痺大意的心理，定期檢查，按醫囑認真服藥，努力避免一些誘發因素，如常常加班或出差，長期外出和精神刺激等。

| 五、中醫對血脂異常的認識 |

⊙《黃帝內經》已再三提醒

血脂異常是引發心腦血管疾病的元凶，早在 2500 年前的《黃帝內經》中，就已注意到它與心腦血管疾病的密切關係。雖然書裡並無高血脂的名稱，但提出「膏人」「肥人」「膏脂」等，非常重視「肥」「脂」對健康的危害。

膏脂與糖尿病、中風

《黃帝內經》很早就提出甘肥膏脂與中風、糖尿病、胸悶等心腦血管疾病密切相關。如《黃帝內經 · 素問 · 通評虛實論》載：「凡治消癉仆擊，偏枯痿厥，氣滿發逆，甘肥貴人，則高粱之疾也。」

痰脂與胸痛、冠心病

《黃帝內經》首先提出「心痺者，脈不通」。認為脈道不通的原因是飲食濁痰淫脈，如《黃帝內經 · 靈樞 · 經脈別論》說：「食氣入胃，濁氣歸心，淫精於脈。」

膏脂與糖尿病併發症

《黃帝內經》提出「膏粱之變，足生大疔」，這說明它很早就注意到飲食膏粱肥甘與糖尿病併發下肢潰瘍的關係。

眩暈與痰脂

《黃帝內經》指出「諸風掉眩，皆屬於肝」，這裡的風主要是指五運六氣的風氣太過，但也包括與肝和肥甘密切相關的風痰。

| 六、解析血脂異常治療法 |

⊙ 化瘀降脂法

本法主要用於舌暗、舌偏紫、脈偏澀的人，可以有效地降血脂以稀釋血液，防止血栓形成。

◎ 代表食物：山楂、紅心桃子、草莓、西瓜、番茄。

◎ 代表藥物：紅花、桃仁、水蛭、生三七、丹參、當歸。

◎ 對藥：①水蛭、生三七各 3 克（沖服，早晚 2 次），可有效化瘀，防血管瘀栓形成；②桃仁、紅花粉各 10 克（煎服），是化瘀的有效對藥；③丹參、三七各 5 克，有已合成為片劑方便使用的丹七片；④丹參、當歸各 15 克，一為血中氣藥，一為氣中血藥，是活血化瘀的又一對藥，二者合用化瘀效果很好。

◎ 代表方劑：血府逐瘀湯。這是著名的活血化瘀方子，對保護血管效果極佳。可預防心肌梗塞、腦梗塞，現在有血府逐瘀膠囊，使用很方便。

⊙ 化痰降脂法

本法主要用於體肥、痰多、苔膩、脈滑的人。

◎ 代表食物：蘿蔔，尤其是紅心蘿蔔。

◎ 代表藥物：半夏、膽南星、天竺黃、竹瀝、竹茹、陳皮。

◎ 對藥：①半夏、膽南星各 10 克，是有效的化痰降脂藥；②天竺黃 5 克，竹瀝 30 克，是化痰很有效的對藥，適用於血脂高、熱重的患者；③竹茹、陳皮各 10 克，也是化痰降濁較好的藥，可配於任何方子中。

◎ 代表方劑：二陳湯。藥物組成為茯苓、法半夏、陳皮各 10 克，甘草 6 克。這是最普通，也是用得很早、很平和的方子，可以配入任何化痰方中增強療效。

⊙ 化脂法

　　本法主要用於濕熱體質及血壓偏高的人。

◎代表食物：木瓜、奇異果、酸梅湯、桑甚。

◎代表藥物：山楂、澤瀉、何首烏、荷葉、茵陳、槐花。這些藥物能直接抑制血脂的合成，是當前最常用的降脂藥，可配合降血壓方使用。

◎對藥：①山楂、澤瀉各15克；②何首烏、荷葉各10克；③茵陳、竹茹各10克或槐花、竹茹各10克。上述3對藥也可各用5克，泡水代茶飲。

◎代表方劑：山荷飲。藥物組成為山楂10克，荷葉5～10克，代茶飲。可降脂降血壓。

⊙ 瀉脂法

　　本法主要用於便祕者，能促進腸蠕動，減少血脂吸收。

◎代表食物：白蘿蔔、白菜、香蕉。

◎代表藥物：大黃、決明子、萊菔子、肉蓯蓉。

◎對藥：①山楂、決明子各10克，適用於便祕輕者；②生大黃3～5克泡水，可治便祕、降血脂，適用於便祕重者。

⊙ 健脾降脂法

　　本法適於脾虛不能正常運化，致血脂失調者，以及有家族病史或有代謝症候群病史者。

◎代表食物：山藥、靈芝。

◎代表藥物：白朮、山藥、靈芝、薏苡仁、扁豆、人參。

◎對藥：澤瀉、白朮各10克。

◎代表方劑：四君子湯加薏苡仁、荷葉。藥物組成為人參6克，白朮10克，茯苓10克，陳皮10克，薏苡仁15克，荷葉10克。

⊙ 利濕化濁降脂法

本法適於脾虛不適、水濕內停、腹大體虛者。

◎ 代表食物：綠茶、冬瓜、薏苡仁。

◎ 代表藥物：茯苓、澤瀉、白朮、薏苡仁、茵陳、竹葉。

◎ 對藥：①茯苓 10 克、白朮 9 克，是健脾利濕化濁的有效對藥；②山藥 15 克、澤瀉 10 克，是健脾利濕的有效對藥；③薏苡仁 15 克、茵陳 10 克，是利濕消脂的有效對藥。

◎ 代表方劑：六君子湯。藥物組成為黨參 9 克、茯苓 9 克、白朮 9 克、半夏 4 克、陳皮 3 克、甘草 6 克。

｜ 七、 血脂異常的飲食調理 ｜

⊙宜吃食物

小米	小米中含有豐富的維生素 B 群，能夠幫助分解和轉化脂肪
燕麥	燕麥中有大量的亞油酸，有助於降低血清膽固醇、三酸甘油酯的濃度
冬瓜	冬瓜富含的丙醇二酸、葫蘆巴鹼能有效控制體內的糖類轉化為脂肪，所含的膳食纖維可促進腸道蠕動，降低體內膽固醇含量，有助於降血脂，防治動脈硬化
木耳	木耳所含的豐富膳食纖維能加速脂肪的排泄，從而防止血脂異常併發肥胖症的發生
香蕉	香蕉的果膠有助於降低血液中膽固醇的濃度，因此可有效降低血脂，防治心腦血管疾病
鯽魚	鯽魚健脾胃、祛濕氣、利水消腫，可有效預防血脂異常

⊙慎吃食物

肥肉、豬油	肥肉、豬油中含有大量的脂肪，當人體攝入後，易造成脂質代謝紊亂，其中的一些還會在血液中沉澱，加重血管的負擔；血脂異常患者食用過多，易導致動脈粥狀硬化，連帶引發糖尿病、高血壓、冠心病等心腦血管併發症

酒	大量的酒精進入人體會導致動脈粥狀硬化，加重血管負擔
動物內臟	動物內臟含有很高的膽固醇，食用過多會導致動脈粥狀硬化，引發心腦血管併發症
隱藏油	餅乾、蛋糕、西點等，又如乾煸菜、過油菜等

⊙ 特效食譜

● 小米粥

/ 材料 /

小米 100 克。

/ 做法 /

1. 小米淘洗乾淨。

2. 鍋置火上，倒入適量清水燒開，放入小米大火煮沸，再轉小火，不停攪拌，煮至小米開花即可。

/ 功效 /

防止血栓形成。

● 蘑菇冬瓜湯

/ 材料 /

冬瓜 200 克，鮮蘑菇 50 克，蔥花、薑片、鹽各 5 克，香油 3 克。

/ 做法 /

1. 冬瓜洗淨去皮、去瓤，切成薄片備用；鮮蘑菇洗淨去蒂後，切片備用。

2. 在鍋中倒入適量清水，大火煮沸後，放入冬瓜片及蔥花、薑片，繼續煮沸後，加進蘑菇片。

3. 待蘑菇煮熟，香味四溢之時，放入鹽、香油調味即可。

/ 功效 /

促進腸道蠕動，降低膽固醇。

● 木耳清蒸鯽魚

/ 材料 /

乾木耳 25 克，乾香菇 10 克，淨鯽魚 250 克，蔥段、薑片、料酒、白糖、鹽各適量。

/ 做法 /

1. 乾木耳泡發，洗淨，撕成小朵；乾香菇泡發，洗淨，去蒂後切片。

2. 將鯽魚放入碗中，加入薑片、蔥段、料酒、白糖、鹽，然後覆蓋處理好的木耳、香菇片，上籠蒸半小時即可。

/ 功效 /

利水消腫，防血脂異常。

| 八、血脂異常特效推拿方 |

⊙ 按壓脾俞穴

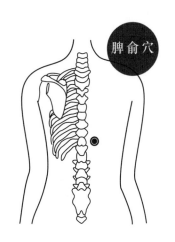

脾俞穴

/ 取穴 /
在下背部，第 11 胸椎棘突下，後正
中線旁開 1.5 寸處。

/ 做法 /
用拇指指腹按壓脾俞穴 1 ～ 3 分鐘，
以有痠脹感為度。

/ 功效 /
有利濕升清的作用，可降低血液中
的膽固醇含量。

⊙ 點按湧泉穴

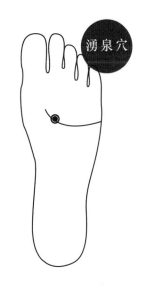

湧泉穴

/ 取穴 /
腳趾屈，在前腳掌中心凹陷處。

/ 做法 /
用右手拇指點按左腳的湧泉穴 1 ～
2 分鐘，然後換右腳。再用雙手掌
自然輕緩拍打湧泉穴。

/ 功效 /
有助於促進血液流通，排出代謝廢
物，還有補腎固元、強壯筋骨的效
果。

⊙ 按揉豐隆穴

/ 取穴 /
外膝眼和外踝尖連線的中點，外踝尖上 8 寸，即是豐隆穴。

/ 做法 /
用拇指或食指指腹稍用力按揉豐隆穴 1 ~ 3 分鐘，以有痠脹感為度。

/ 功效 /
活血通絡，對血脂有良好的調節作用。

⊙ 按壓足三里穴

/ 取穴 /
在小腿前外側，外膝眼下 3 寸，距脛骨前緣 1 橫指（中指）處。

/ 做法 /
用拇指指腹用力按壓足三里穴 3 分鐘，力度稍重。

/ 功效 /
按壓足三里有保健防病的作用，可有效調節血脂。

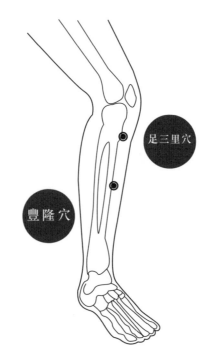

| 九、 血脂異常患者的日常保健 |

⊙ 飯前快步走，不為血脂發愁

運動後身體進入恢復階段，就會從血液中攝取脂肪來儲存，從而達到降血脂的目的。而在每次進餐前，上一頓的食物基本上都消化完了，此時進行快步走所消耗的能量，大部分來自血液中的脂肪。如果運動量大，身體還需要動用儲存的脂肪。因此，餐前短時間快步走對降血脂的作用既直接又快速。

⊙ 常洗溫水澡，幫助血管中脂類代謝

持續的壓力會讓人感到緊張，導致血管收縮，血壓明顯上升。還會使血液黏度增加，廢物慢慢聚集。如果放任不管，後果很嚴重。

當結束一天的工作回到家，最能幫助消除壓力的方法就是泡溫水澡。它能讓處於緊張的交感神經鎮靜下來，血壓自然也會下降，還能促進末梢血管舒張，全身的血液循環亦能變得暢通。

⊙ 良好排便，血液循環更流暢

研究發現，便祕與血脂異常「相伴而行」。吃得多又不正常排泄，即「出入不平衡」，是慢性病的誘因之一。營養過剩會轉化為毒素，接下來肥胖、高血壓、血脂異常等問題就產生了。養成良好的排便習慣，對預防血脂異常很重要。

飲食不過精細，不挑食，多吃高膳食纖維、高蛋白、低脂肪的食物，多喝水，每天至少1500毫升。小米粥、玉米粥、地瓜粥等對便祕有一定的治療效果。

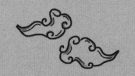

第五章
糖尿病

| 一、病因及危害 |

　　糖尿病作為一種慢性病，發病率逐年增高，屬於心腦血管疾病的危險因子之一，嚴重威脅著人們的生命安全。它是在遺傳和環境因素共同作用下，由於胰島素缺乏或胰島素阻抗，而引起人體碳水化合物、蛋白質及脂質代謝紊亂的一種終身性疾病。

⊙長期血糖控制不良對血管的危害

◎大血管受到損害：引起冠心病和腦血管疾病。

◎動脈粥狀硬化：主要侵犯主動脈、冠狀動脈、腦動脈、腎動脈和四肢動脈等，引起冠心病、缺血性或出血性腦血管疾病、動脈硬化性腎血管病變、四肢周邊動脈硬化等。

◎微血管病變：可累及全身各組織器官，主要表現在視網膜、腎、神經和心肌組織，其中以糖尿病併發的視網膜病變尤為嚴重。

＊視網膜病變示意圖

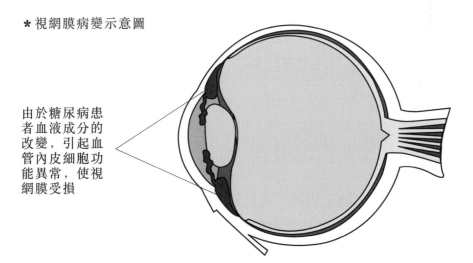

由於糖尿病患者血液成分的改變，引起血管內皮細胞功能異常，使視網膜受損

| 二、 測一測，你與糖尿病的距離有多遠 |

情況表現	評分	
	是	不是
嗓子發乾，飲水多而口乾，小便增多	1 分	0 分
身體肥胖，餐後 3 ～ 4 小時即感到饑餓、心慌、手抖、乏力	2 分	0 分
皮膚患癤腫、化膿性感染持久不癒，局部藥物治療效果不佳	1 分	0 分
全身皮膚發癢，尤其是女性陰部瘙癢難忍	1 分	0 分
原有的肺結核病情突然惡化，用藥效果不明顯	1 分	0 分
肩部、手足麻木，下肢脈管炎，足部潰瘍、感染和組織壞死	1 分	0 分
年紀尚輕已有白內障，視力迅速減退	1 分	0 分
尿中有蛋白，身體水腫，甚至出現尿毒症	1 分	0 分
父母或兄弟姊妹中有糖尿病患者	1 分	0 分
常有饑餓感	1 分	0 分
易疲倦	1 分	0 分

評分：

≥ 10 分：罹患糖尿病的可能性極大，應馬上到醫院進行檢查。

7 ～ 9 分：可能屬於輕度糖尿病，應到醫院進行檢查，並注意節制飲食，改善生活方式。

≤ 6 分：存在罹患糖尿病的可能性，但機會不大，要注意平衡飲食，調整生活方式，定期到醫院檢查。

| 三、表現症狀 |

糖尿病可分為 1 型、2 型、妊娠性、續發性四大類。它的典型症狀是「三多一少」，即多尿、多飲、多食、體重下降。除以上徵兆外，糖尿病患者還會感到乏力、眼睛容易疲勞、視力下降等。

| 四、糖尿病的診斷標準 |

糖尿病的重要診斷依據—血糖數值，即血液中的葡萄糖數值。體內各組織細胞活動所需的熱量大部分來自血糖，所以它必須保持一定的水準，才能維持各器官的正常功能。

GI 值（升糖指數）類別	低	中	高
GI 值（升糖指數）範圍	≦ 55	56 ~ 69	≧ 70

GL 值（升糖負荷）類別	低	中	高
GL 值（升糖負荷）範圍	< 10	11 ~ 19	> 20

食物	蕎麥	饅頭	麵條	米飯	牛奶	綠豆	馬鈴薯
GI	54	88	46	83	28	27	62
GL	39	41	28	22	1	17	11

| 五、中醫對糖尿病的認識 |

⊙《黃帝內經》把糖尿病命名為「消渴」

《黃帝內經》把糖尿病命名為「消渴」，如「肥者令人內熱，甘者令人中滿，故其氣上溢，轉為消渴」(《黃帝內經・素問・奇病論》)；「消癉」：如「熱則消肌膚，故為消癉」(《黃帝內經・靈樞・五變》)；「肺消」：如「肺消者，飲一溲二」(《黃帝內經・素問・氣厥論》)。

首先提出糖尿病對血管的損壞

《黃帝內經》認為糖尿病會導致血管變硬變小，終致無治，如「消癉……脈懸小堅，病久不可治」(《黃帝內經・素問・通評虛實論》)。

指出消渴的病機是飲食因素

《黃帝內經》指出，肥甘美味是消渴的主要病因，如：「此人必數食甘美而多肥也。肥者令人內熱，甘者令人中滿，故其氣上溢，轉為消渴」(《黃帝內經・素問・奇病論》)。說明糖尿病的原因不僅與吃甜食有關，更與過食高熱量食物、肥胖密切相關。

很早就對糖尿病進行分類

《黃帝內經》很早就把糖尿病分為上消、中消及下消，如上消：「心移熱於肺，傳為膈消」(《黃帝內經・素問・氣厥論》)；中消：「胃中熱則消穀，令人懸心善饑，臍以上皮熱」(《黃帝內經・靈樞・師傳》)；下消：「腎病則善病消癉」(《黃帝內經・靈樞・本臟》)。

| 六、不同類型糖尿病的辨證論治 |

⊙上消：宜清肺熱

《黃帝內經》有「肺消者，飲一溲二」（《黃帝內經‧素問‧氣厥論》），及「肥者令人內熱，甘者令人中滿，故其氣上溢，轉為消渴」（《黃帝內經‧素問‧奇病論》），指出內熱氣上溢與消渴病機的關係。《黃帝內經‧素問‧氣厥論》也說「心移熱於肺，傳為膈消」，從而為上消治療（清心肺熱）奠定了依據。

◎症狀：心煩，口渴，飲一溲二，舌尖紅，苔薄黃，脈數。

◎病機：心肺燥熱，心移熱於肺。

◗ 楊力驗方 ◖

方用二黃湯合人參白虎湯加減。黃連 5 克，黃芩 10 克，西洋參 10 克（另煎沖服），生石膏 30 克，知母 10 克，麥冬 10 克，白米 30 克，甘草 6 克。

氣不虛者，西洋參易沙參 15 克；口渴甚，酌加葛根、天花粉，心煩尿少加竹葉。

⊙中消：宜瀉胃火

《黃帝內經》強調中消的主要病機是胃結熱有實火，如「二陽結（胃及大腸），謂之消」（《黃帝內經‧素問‧陰陽別論》），「大腸移熱於胃，善食而瘦」（《黃帝內經‧素問‧氣厥論》），「胃中熱則消穀，令人懸心善饑」（《黃帝內經‧靈樞‧師傳》）。

◎症狀：消穀善饑，大便祕結，苔黃燥，脈實有力。

◎病機：腸胃熱積。

◑ 楊 力 驗 方 ◐

方用調胃承氣湯合玉液湯加減。大黃 6 ～ 10 克，芒硝 6 ～ 10 克，甘草 6 克，葛根 15 克，天花粉 10 克，知母 10 克。

氣虛者加黃耆 15 ～ 30 克；心煩熱重加黃連 10 克。

⊙下消：宜從腎治

《黃帝內經》說「腎脆則善病消癉」。久病及腎，消渴病也不例外，下消多發展為腎陰虛，肝腎陰虛及腎精不足，甚至腎陰陽兩虛。腎為五臟之根、先天之本，所以糖尿病患者晚期不光是腎虛，而且往往累及五臟，正如《黃帝內經‧靈樞‧五變》所說，「五臟皆柔弱者，善病消癉」，治療又當兼顧五臟。

◎症狀：夜尿多，腰痠乏力，舌紅少苔，脈細數。

◎病機：腎陰虛，腎精不足，腎虛不攝。

◑ 楊 力 驗 方 ◐

方用杞菊地黃湯合玉液湯加減。枸杞子 20 克，菊花 5 克，生、熟地各 10 克，山萸肉 10 克，茯苓 10 克，澤瀉 10 克，山藥 20 克，葛根 15 克，生黃耆 15 克，太子參 15 克，石斛 10 克，天花粉 10 克。

瘀者，脈沉澀、面暗、舌質有齒痕，加丹參 15 克；夾痰者，體肥、脈滑、苔膩，去人參、黃耆，加半夏 5 克、白朮 10 克、天麻 10 克；陰陽俱虛者，畏寒肢冷、神憊乏力，用金匱腎氣湯加味；腎精虧虛者，尿如胎膏，加桑螵蛸、覆盆子，重用山萸肉；兼氣虛者，重用人參、黃耆。

| 七、 糖尿病的飲食調理 |

⊙宜吃食物

蕎麥	蕎麥中的鉻能增強胰島素的活性；蘆丁可促進胰島素分泌，調節胰島素活性，具有平穩血糖的作用
大豆	大豆中的大豆異黃酮具有平穩血糖、改善糖耐量的作用
山藥	山藥含有黏液蛋白，有調控血糖的功效，是糖尿病患者的食療佳品。但其澱粉含量高，一次不宜吃太多
洋蔥	洋蔥所含有的硫化物可刺激胰島素的合成及分泌，具有調控血糖的功效。它還含有類似降糖藥的槲皮素，能夠幫助維持正常的糖代謝
牛肉	牛肉中的鋅會提高胰島素原轉化為胰島素的能力，增加肌肉和脂肪細胞對葡萄糖的利用，有助調節血糖濃度
鱔魚	鱔魚中含有鱔魚素，具有雙向調節血糖的生理作用，可輔助調理糖尿病

⊙慎吃食物

油條	油條表面裹著大量油脂，不易被消化，腸胃功能較差的糖尿病患者慎食
豬肝	豬肝中膽固醇含量較高，不利於糖尿病患者控制血脂
啤酒	啤酒含有大量的麥芽糖，如果過量飲用，會使血糖升高。此外，它的熱量較高，會影響飲食中的熱量控制

⊙ 特效食譜

● 枸杞子豆漿

/ 材料 /

大豆 40 克，枸杞子 10 克。

/ 做法 /

1. 大豆提前浸泡 8 小時；枸杞子洗淨。

2. 將浸泡好的大豆、枸杞子放進豆漿機，加入適量水，按下「濕豆」鍵，待煮熟後即可飲用。

/ 功效 /

平穩血糖，改善糖耐量。

● 山藥燉烏骨雞

/ 材料 /

山藥 100 克，烏骨雞肉 200 克，蔥段、薑片各適量，鹽 3 克，香油 4 克。

/ 做法 /

1. 烏骨雞洗淨，切成塊；山藥去皮，洗淨，切厚片。

2. 砂鍋置火上，放入烏骨雞塊、山藥片、薑片、蔥段和適量溫水，大火燒沸，轉小火燉 2 小時，加入鹽、香油即可。

/ 功效 /

控制餐後血糖。

● 洋蔥炒牛肉

/ 材料 /

牛肉 250 克，洋蔥 200 克，醬油、料酒各 10 克，鹽 2 克。

/ 做法 /

1. 將牛肉洗淨，逆紋切片，用少許鹽、醬油、料酒醃 10 分鐘，
   放入水中焯一下；洋蔥洗淨，切成絲。

2. 鍋置火上，倒入植物油，放進洋蔥絲翻炒片刻，加入焯好的
   牛肉片，繼續翻炒，加鹽炒勻即可。

/ 功效 /

預防心血管併發症。

| 八、糖尿病特效推拿方 |

⊙ 按壓脾俞穴

/ 取穴 /
在下背部，第 11 胸椎棘突下，後正
中線旁開 1.5 寸處。

/ 做法 /
用拇指指腹按壓脾俞穴 1 ～ 3 分鐘，
以有痠脹感為度。

/ 功效 /
具有提高脾臟功能的作用，可促進
胰島素分泌，調控血糖。

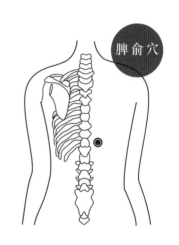

⊙ 按壓胰俞穴

/ 取穴 /
在下背部，第 8 胸椎棘突下，後正
中線旁開 1.5 寸處。

/ 做法 /
用拇指指端按壓或揉壓胰俞穴 3 ～
5 分鐘。

/ 功效 /
有調節胰臟的功能，對糖尿病引起
的尿頻、尿量多、口乾舌燥有一定
的緩解作用。

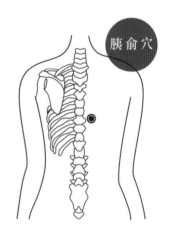

⊙ 掐按三陰交穴

/ 取穴 /
在小腿內側，內踝尖上 3 寸，
脛骨內側後緣。

/ 做法 /
拇指彎曲，用指尖掐按三陰
交穴 20 次，兩側可同時進行。

/ 功效 /
按摩三陰交可增加胰島素的
分泌，並調節中樞系統，有
助於緩解糖尿病症狀。

⊙ 點壓地機穴

/ 取穴 /
小腿內側，從膝關節往下摸，
至脛骨內側髁下方凹陷處，
往下量 3 寸即是地機穴。

/ 做法 /
用食指垂直向下點壓地機穴
一分鐘，力度稍輕。

/ 功效 /
經常刺激地機穴，可滋陰補
血、緩解消渴症狀。

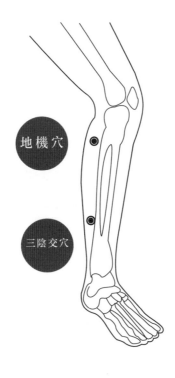

地機穴

三陰交穴

｜九、糖尿病患者的日常保健｜

⊙增加富含膳食纖維的蔬菜，控制全天總熱量

罹患糖尿病以後，必須嚴格控制每日攝入總熱量，以維持理想體重。可增加攝取富含膳食纖維的蔬菜，如芥藍、莧菜、芹菜、菠菜、白菜等，因為膳食纖維進入人體後吸水膨脹，能延緩食物中葡萄糖的吸收，避免餐後血糖升高過快，還能增強飽腹感，減少熱量攝入，有助於糖尿病患者控制體重。

⊙水果可以吃，每日不多於 150 克

水果含有大量的維生素、膳食纖維和礦物質，這些對糖尿病患者是有利的，所以在血糖控制較好的前提下可適當吃水果，但要選擇糖分低的，例如木瓜、柚子、梨等，而且要控制量。血糖控制穩定的糖尿病患者每天可以吃 100 ～ 150 克水果，最好在兩餐之間作為點心。

⊙甜食要限制，警惕「無糖食品」

避免食用糖果、含糖飲料、蛋糕等甜食大家都知道，因為這些食物中含有單糖，進入人體後會很快被吸收，導致血糖驟升。但是有些號稱「無糖」的食品用澱粉糖漿、麥芽糖漿之類作為甜味來源，而它們升高血糖的速度可能比蔗糖更快。例如，「無糖月餅」雖然不含蔗糖，但其主要成分是澱粉和脂類，熱量非常高，進食後血糖上升明顯，切不可看到「無糖」就放心食用。

⊙散散步、做做操，輕鬆控血糖

1.慢速步行。早晨起來，先每分鐘走 90 ～ 100 步，再加速至

110 ～ 115 步 / 分鐘。有時可走跑交替，走半分鐘，跑半分鐘，持續半小時。

2. 做操。找個空氣清新的地方，先做伸展雙臂和擴胸運動，接著壓腿、踢腿，最後做下蹲和站起動作。散步和做操可改善糖代謝，控血糖，增強體質。

第四篇

心腦血管疾病
的中醫治療

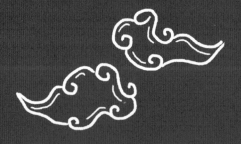

中醫治療心腦血管疾病
有獨到的優勢

　　中醫傳統古籍《黃帝內經》中的運氣治療學和心腦血管疾病治療學讓人驚嘆。自古以來，中國人的不良飲食習慣，導致了心腦血管疾病的好發，甲骨文就是見證。商周時期，商紂王的「酒池肉林」、周公頒發的「禁酒令」，都是中國人愛吃酒肉的證明。

　　「北鹹南甜」的飲食模式，更是心腦血管疾病高罹患率的一個重要因素。2500 年前的《黃帝內經》有如此高水準的闡述，並非沒有緣由。

　　這套理論啟發張仲景創造了治療冠心病著名的瓜蔞薤白系列，也啟發王清任創造了治療心肌梗塞、腦梗塞著名的血府逐瘀系列，更給後代諸多醫家帶來非常重要的啟示。

　　《黃帝內經》裡對心腦血管疾病，都有全面的論述，包括冠心病、心絞痛、心肌梗塞、心臟衰竭。雖然並未明確指出疾病的名稱，但所敘述的心痛、心痹、五種厥心痛、心悸、怔忡、腦暈、頭暈、頭痛、痰飲、喘咳、水腫等，幾乎涵蓋了現今所有心腦血管疾病的典型症狀，不但提出病機，還包括各種治療方案。本章結合《黃帝內經》的內容，詳細說明中醫治療心腦血管疾病的優勢。

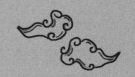

第一章
冠心病

| 一、病因及危害 |

冠狀動脈心臟病簡稱冠心病。它是因為血液中的脂質代謝不正常，沉澱在原本光滑的動脈內膜上，形成一些類似粥狀的白色斑塊堆積在一起，時間久了就會導致動脈粥狀硬化。

動脈粥狀硬化是引發心血管疾病的罪魁禍首。粥狀硬化斑塊有容易破裂的和不容易破裂的，前者叫做不穩定性斑塊，後者則是穩定性斑塊。不穩定性斑塊特別容易破裂而啟動血小板，形成血栓，兩者結合加重了冠狀動脈狹窄，甚至使其完全閉塞。所以，斑塊是否穩定，是心肌梗塞發病的決定性因素。

如果是穩定性斑塊，則不易形成血栓，發生急性心肌梗塞和猝死的危險性較小；不穩定性斑塊較常引起緊急、嚴重的急性心肌梗塞和猝死。而且大部分情況下，斑塊破裂前沒有任何徵兆，患者發病前也沒有任何感覺。戒菸和持續服用他汀類降膽固醇藥物，可使不穩定斑塊轉變為穩定斑塊，並使斑塊變小。

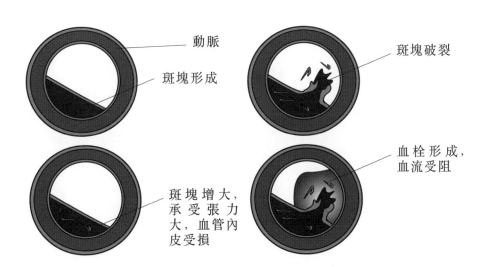

動脈

斑塊形成

斑塊破裂

斑塊增大，承受張力大，血管內皮受損

血栓形成，血流受阻

| 二、表現症狀 |

《黃帝內經‧素問‧臟氣法時論》首先提出了心絞痛的典型症狀。「心病者，胸中痛，脅支滿，脅下痛，膺背肩胛間痛，兩臂內痛。」這一描述奠定了後世對心絞痛典型症狀的認識。

第一，疼痛部位與心經循行路線一致。胸膺痛、脅下痛及兩臂內痛等，符合手少陰心經的走向。

第二，疼痛部位為心前區。冠狀動脈分為左右兩支，左支分為前降支（主要供血左心室）及迴旋支（主要供血左心房），右支主要供血右心房及右心室。冠心病的好發為左前降支。胸痛、膺背痛是冠心病左前降支阻塞的信號。

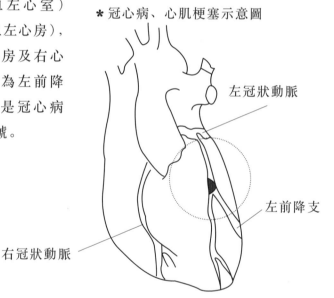

＊冠心病、心肌梗塞示意圖

左冠狀動脈

左前降支

右冠狀動脈

要特別當心無症狀型冠心病

養心小叮嚀

無症狀型冠心病是指沒有臨床症狀，但客觀檢查有心肌缺血表現的冠心病。患者往往因無症狀而被忽略，其冠狀動脈病變常常比有症狀的顯性患者嚴重。一旦突發，容易造成遺憾，因此，一定不能大意。

| 三、哪些人容易罹患冠心病 |

⊙ 高血壓、血脂異常或糖尿病患者

　　男性糖尿病患者罹患心血管疾病的機率，是無糖尿病男性的2倍；女性糖尿病患者罹患心血管疾病的機率，則是無糖尿病女性的5倍。高血壓患者罹患心血管疾病的機率，是血壓正常者的4倍。

　　血清膽固醇，特別是壞膽固醇（低密度脂蛋白膽固醇）數值越高，罹患心血管疾病的可能性越大。

⊙ 有冠心病家族遺傳史的人

　　指直系親屬中的男性55歲前或女性65歲前患有或死於冠心病。雖然此類族群具有較高的發病傾向，但不一定都會發病。

⊙ 肥胖族群和缺乏運動者

　　超過標準體重20％的人，罹患心血管疾病的機率是標準體重者的3倍。缺少運動心臟不強壯者，心臟病發作的機率比健康人高出2倍。

⊙ 長期飲食不均衡的人

　　口味重，喜歡吃甜、過鹹或油膩食物的人更易罹患冠心病。

⊙ 吸菸者

　　吸菸者罹患心血管疾病的機率是不吸菸者的2倍，且與每日的吸菸數量成正比。

⊙過量飲酒的人

　　大量飲酒會增加心臟和肝臟的負擔。酒精能直接損害心肌，導致心肌能量代謝障礙。過量的酒精會抑制脂酶，使三酸甘油酯數值上升，進而形成動脈粥狀硬化，誘發冠心病。

| 四、中醫對冠心病的認識 |

⊙《黃帝內經》首先提出心脈為「血府」

「夫脈者，血之府也……濇則心痛」（《黃帝內經·素問·脈要精微論》）。這對王清任創立偉大的血府逐瘀湯產生了深刻的影響，使其成為治療冠心病、心肌梗塞的主方。

◎血府逐瘀湯：桃仁 12 克，紅花 10 克，當歸 10 克，生地 10 克，川芎 6 克，赤芍 10 克，牛膝 10 克，桔梗 10 克，柴胡 6 克，枳殼 10 克，甘草 6 克。

◎治法：活血祛瘀，行氣止痛。

◎主症：胸悶，痛如針刺而有定處，舌質暗紅，舌邊有瘀斑，或有兩目暗黑，唇暗，脈澀。

◎主治：心絞痛，心肌梗塞。

⊙指出心痛的病機

《黃帝內經》指出心絞痛的病機是「脈不通」。如「心痹者，脈不通。」說明脈道不利是冠心病引發心絞痛的主要原因，「不通則痛」。

《黃帝內經》認為導致血脈不通之因是痰濁壅阻，由嗜食肥甘厚味產生過多的痰濁浸淫脈道所致，從而提出告誡。如「食氣入胃，濁氣歸心，淫精於脈。」（《黃帝內經·靈樞·經脈別論》）這一立論，與現今冠心病好發的原因是肥胖、血脂異常的觀點很接近。此病多見於中年人，他們大多體胖肚肥、血脂高，所以其冠心病多為痰濕型。

◎臨床表現：體形肥胖，肚大，滿面油光，胸悶、胸痛且以胸悶為主，舌膩，脈滑。血脂高，尤其三酸甘油酯高，或有脂肪肝。

◎胸痛特點：以胸悶為主。

◎檢查：心電圖正常，年齡在 40 ~ 50 歲。冠狀動脈血管中一支
　　或多支阻塞 50% 以上。

◎辨證：痰濁壅阻。

◎治法：化痰通絡。

◐ 楊 力 驗 方 ◐

　　方用半夏白朮天麻湯合瓜蔞薤白湯加味。半夏 10 克，白
朮 10 克，天麻 10 克，陳皮 10 克，茯苓 10 克，瓜蔞 10 克，
薤白 10 克，丹參 15 克，紅花 10 克。

　　血糖及血脂皆高者，加澤瀉湯（澤瀉 10 克，白朮 10 克）；
血壓高者，加鉤藤、生牡蠣、石決明；脾虛見舌苔膩、腹脹、
便時稀者，加蒼朮、白朮、薏苡仁健脾運濕。

⊙ 調理冠心病的「罪魁禍首」：高血脂

（1）可選擇抑制膽固醇合成的中藥：澤瀉、何首烏。

（2）減少脂質吸收的中藥：決明子、大黃。

（3）降血脂中藥：山楂、紅花、荷葉、竹葉、丹參。

（4）調節血脂、促進血脂排出的中藥：茵陳、竹茹、荷葉、槐花、
　　竹葉。

（5）降血脂飲食：綠茶、綠豆、洋蔥、大蒜、蘑菇、大豆、海帶、
　　蜂膠。

（6）降血脂中成藥：防風通聖散。

（7）飲水降血稠法：第一杯水，天亮起床後（卯時）飲；第二杯
　　水，中午起床後（未時）飲；第三杯水，晚飯前半小時（酉時）
　　飲；第四杯水，睡前一小時（戌時）飲。

（8）降血脂代茶飲：決明子 5 克，山楂 5 克，何首烏 5 克，澤瀉
　　5 克，荷葉 5 克，竹茹 5 克。以上藥物任選 2 ~ 3 種泡水飲，
　　交替服用。

| 五、不同類型冠心病的辨證論治 |

⊙痰濁型冠心病—瓜蔞薤白系列

　　痰濁型冠心病因多食肥甘厚味，引起痰濁內停，脾虛痰生，影響心臟。

◎症狀：胸悶、氣短、喘促。多體形肥胖、肢體沉重、痰多口黏，陰雨天易加重，泛噁欲嘔、舌淡苔膩、脈滑。

◎治法：宣痹通陽，祛濕化痰。

◎主方：瓜蔞薤白湯。

　　瓜蔞薤白半夏湯：瓜蔞 15 克，薤白 10 克，半夏 10 克，白酒適量。

　　瓜蔞薤白桂枝湯：瓜蔞 15 克，薤白 10 克，桂枝 10 克，枳實 10 克，厚朴 10 克。

　　瓜蔞薤白白酒湯：瓜蔞 15 克，薤白 10 克，白酒適量。

　　上述三個方子都有寬胸、理氣、化痰的作用，是治冠心病的良方，但往往與導痰湯或滌痰湯、溫膽湯加減合用。

◎導痰湯：二陳湯（茯苓、法半夏、陳皮、甘草）＋膽南星、枳實、薑、棗。

　　滌痰湯：半夏、膽南星、枳實、茯苓、人參、菖蒲、竹茹、甘草、生薑、紅棗。

　　溫膽湯：二陳湯＋枳實、竹茹。

◐ 楊力驗方 ◑

　　瓜蔞 15 克，薤白 10 克，法半夏 10 克，竹茹 10 克，澤瀉 10 克，丹參 15 克，山楂 10 克，何首烏 20 克，荷葉 10 克，甘草 6 克，生三七粉 3 克（沖服）。

　　便祕者，加決明子 10 克。

⊙瘀血型冠心病—血府逐瘀系列

1. 瘀血型冠心病多為痰濁型的進一步發展，年齡多在 50 歲以上。
◎症狀：悶痛加刺痛，痛有定處，舌邊會有瘀斑，脈略澀。
◎治法：活血化瘀。
◎主方：血府逐瘀湯。桃仁 12 克，紅花 10 克，當歸 10 克，生
　地 10 克，川芎 6 克，赤芍 10 克，牛膝 10 克，桔梗 10 克，柴
　胡 6 克，枳殼 10 克，甘草 6 克。

2. 臨證為痰瘀交阻表現。
◎症狀：體胖，苔膩痰多，口黏，胸常刺痛。
◎治法：化痰除濕。
◎主方：瓜蔞薤白半夏湯、導痰湯、血府逐瘀湯。

◖ 楊 力 驗 方 ◗

　　瓜蔞 15 克，薤白 10 克，半夏 10 克，膽南星 10 克，當歸
10 克，川芎 10 克，丹參 15 克，紅花 6 克，澤瀉 10 克，竹茹
10 克，甘草 6 克。

　　刺痛明顯者，加生三七粉 3 克（沖服）。

⊙ 由寒邪引發的冠心病

「脈不通」導致心痹的一個重要原因是受寒，冬天或寒冷地區或體虛偏寒者最為常見。

◎症狀：胸痛憋氣，受寒加重，得熱則減，身寒肢冷，脈沉緊。

◎治法：溫通心脈。

◎主方：瓜蔞薤白桂枝湯或瓜蔞薤白白酒湯。

◗ 楊力驗方 ◗

瓜蔞 15 克，薤白 10 克，桂枝 10 克，細辛 3 克，當歸 10 克，甘草 6 克。

⊙ 由情志因素引發的冠心病

情志因素也可引發冠心病。七情氣鬱、氣滯、悲傷、惱怒對冠心病都有影響。

現在壓力、緊張、憂慮引發冠心病、心肌梗塞的情況很多。許多急性心肌梗塞並非冠狀動脈全部阻塞，而是因為生氣或憂鬱導致冠狀血管痙攣，這種情況下需用冠心蘇合丸或麝香救心丸急救。湯藥可用丹檀飲（丹參 15 克，檀香 5 克）加擴冠類藥，如川芎、紅花。必要時可用全蠍、地龍解痙。

◎症狀：心情鬱悶，胸痛、脅肋不舒、心悸、舌質偏暗、面色偏晦、脈沉弦。

◎治法：疏肝解鬱。

◎主方：柴胡疏肝湯合血府逐瘀湯加減。

柴胡 10 克，白芍 10 克，鬱金 10 克，當歸 10 克，川芎 10 克，丹參 15 克，紅花 5 克，瓜蔞 15 克，薤白 10 克，麥冬 10 克，枳殼 10 克，甘草 6 克。

⊙ 由濕熱引起的冠心病

由濕熱引起的冠心病好發於中年人，因喜食肥甘酒肉，體內濕熱灼津，阻於脈絡，治療當清利濕熱。

◎症狀：口黏氣臭，舌苔黃膩，大便黏滯，腹部肥大，脈滑數，胸悶胸痛，頭暈心悸。

◎治法：健脾利濕。

◎主方：黃連溫膽湯加減。

黃連 4 克，茯苓 10 克，法半夏 10 克，陳皮 10 克，枳實 10 克，竹茹 10 克，膽南星 10 克，天竺黃 10 克，瓜蔞 15 克，川芎 10 克，丹參 15 克，甘草 6 克。

| 六、冠心病的飲食調理 |

⊙宜吃食物

綠豆	綠豆性寒、味甘，能夠利尿消腫、清熱消暑。經常食用可以降血脂，減少動脈中的粥狀斑塊，對防治冠心病有良效
玉米	玉米含有卵磷脂、維生素 E 和豐富的亞油酸，常吃有助於降低血清膽固醇，預防冠心病
胡蘿蔔	常吃胡蘿蔔有降壓、強心，預防冠心病的作用
茄子	茄子含有的蘆丁能降低膽固醇，增強毛細血管的彈性和抵抗力，並促進細胞的新陳代謝
葡萄	葡萄含有大量的類黃酮，而類黃酮是一種能有效預防動脈栓塞的物質，有助防治冠心病
鮭魚	鮭魚含有豐富的不飽和脂肪酸，能有效降低血脂和血清膽固醇，防治冠心病

⊙慎吃食物

豬油	豬油中飽和脂肪酸含量高，長期食用易引發心血管疾病。而且膽固醇也高，攝入過多易沉積於血管壁，使管腔變窄，血流循環受阻
果醬	果醬中含糖量極高，食用過多容易使人發胖，不利於控制血糖。肥胖易增加罹患冠心病的機率，加重患者的病情，所以不宜多食
菸	香菸中含有尼古丁和其他毒性物質，是顯著增加心血管疾病的危險因素

酒	過量攝入酒精會直接危害心臟健康，引發冠心病

⊙ 特效食譜

● 百合蓮子綠豆湯

/ 材料 /

綠豆 50 克，水發蓮子 10 克，百合 20 克，冰糖適量。

/ 做法 /

1. 綠豆浸泡 4 小時，瀝乾；水發蓮子洗淨；百合洗淨。

2. 將洗好的綠豆、蓮子、百合倒入豆漿機中，注入適量清水至
   水位線。

3. 選擇功能鍵，開始打漿；把煮好的豆漿倒入碗中，放適量白糖，
   攪拌至化，待稍微放涼後即可飲用。

/ 功效 /

調節血脂。

● 蒜泥茄子

/ 材料 /

茄子 300 克，蒜泥、鹽、香油、香菜末各適量。

/ 做法 /

1. 茄子洗淨去蒂，放入鍋中隔水蒸熟，放涼，撕成條狀。

2. 將蒜泥、鹽、香油混合攪勻，澆在茄子上，撒上香菜末即可。

/ 功效 /

增強心腦血管抵抗力。

● 清蒸鮭魚

/ 材料 /

鮭魚肉 300 克，洋蔥絲、香菇絲各 30 克，蔥絲、薑絲各 5 克，鹽 3 克，香油、檸檬汁各適量。

/ 做法 /

1. 洋蔥絲、香菇絲放入盤中。

2. 鮭魚肉洗淨、切段，撒少許鹽抓勻，滴入幾滴檸檬汁，醃漬半小時，放至洋蔥絲、香菇絲的上面。

3. 再放上蔥絲、薑絲，淋上香油，上蒸鍋大火蒸 5 分鐘即可。

/ 功效 /

調節膽固醇，保護心血管。

| 七、冠心病特效推拿方 |

⊙ 掐按內關穴

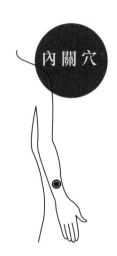

/ 取穴 /

一手握拳，腕掌側突出的兩筋之間，距腕橫紋 3 指寬的位置即內關穴。

/ 做法 /

用一隻手的拇指，稍用力向下點壓對側手臂的內關穴後，保持壓力不變，繼而旋轉揉動，以產生痠脹感為度。

/ 功效 /

增強心臟的功能，緩解胸悶、胸痛。

⊙ 點壓神門穴

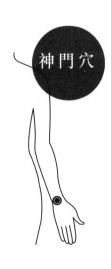

/ 取穴 /

手腕內側（掌心一側），腕掌側遠端橫紋尺側端，屈肌腱的橈側凹陷處。

/ 做法 /

用一隻手的拇指，稍用力向下點壓對側手臂的神門穴後，保持壓力不變，繼而旋轉揉動，以產生痠脹感為度。

/ 功效 /

有助於擴張冠狀動脈，增加冠狀動脈血流量，減輕心肌缺血。

| 八、冠心病患者的日常保健 |

⊙ 硒是預防冠心病的好夥伴

硒具有抗動脈硬化、降低血液黏度的功效，可以增加冠狀動脈流量，減少心肌損傷的程度，具有預防心血管疾病的作用。

研究發現，血液中硒含量低的人，比硒含量水準正常的人，罹患心臟病的危險性高 3 倍。這是因為缺硒容易導致血小板聚集，使血管狹窄和阻塞。芬蘭東部是冠心病和動脈硬化的好發區，就與該地區居民體內硒含量低有關，所以現在芬蘭高價從國外進口一些硒含量豐富的食物，來改善居民的健康。

補硒明星食材：松茸、菇菌類、大黃魚、帶魚、鱔魚、杏仁等。

⊙ 冠心病患者要小心倒春寒

倒春寒時，冠心病患者受到寒冷刺激，會出現血管收縮、血液黏度增高、血流阻力增大、血壓明顯上升的現象。時間長了，冠狀動脈就可能會在原有粥狀硬化基礎上發生痙攣，導致心肌缺血，誘發心絞痛、心肌梗塞。倒春寒還會讓體表溫度急劇下降，身體則會催促心臟加緊工作，輸出更多的血液，提高新陳代謝，以增加熱量。而心臟負擔過重，不利於冠心病患者病情的控制。

⊙ 口腔衛生不良會誘發冠心病

口腔中藏匿著上百種細菌，其中一些對人體健康危害很大。如果不注意口腔衛生，不刷牙或很少刷牙，就有可能罹患一些口腔疾病，如齲齒、牙周病和牙齦發炎等。當口腔有傷口時，細菌或病毒進入血流，就有可能依附在冠狀動脈壁上，對血管內皮細胞造成損害，加重或引起粥狀斑塊不穩定，可導致冠狀動脈

硬化痙攣、狹窄，甚至引起阻塞而誘發心肌梗塞。

此外，藏匿於口腔的細菌及其產生的毒素進入血液，還會增加血液黏度，造成凝血功能異常，促使血栓形成，誘發急性心肌梗塞。

⊙ 每天要有充足睡眠，減少冠心病危險

一項研究顯示，睡眠充足的人，死亡率和心臟病發生率是最低的。

研究還發現，如果每天睡眠時間不到 5 小時，心臟病發作和中風的風險是正常人的兩倍多。

睡眠時間長短影響內分泌和代謝功能，睡眠被剝奪會導致糖耐量異常、胰島素敏感性下降和血壓升高，這些都是導致動脈硬化的原因。

⊙ 拍打心前區，有助於心臟保健

人感到胸悶時，輕拍一下胸脯，可以幫助肺吐故納新，同時振動心臟，使冠狀動脈的血流加快，胸悶得以舒緩。

方法：用右手掌或半握拳拍打心前區 30 ~ 50 次，拍打輕重以舒適能耐受為度。

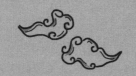

第二章
心絞痛

| 一、病因及危害 |

　　心絞痛的直接發病原因是心肌缺血。而心肌供血不足主要源於冠心病，有時其他類型的心臟病或失控的高血壓也會引起心絞痛。如果血管中脂肪不斷沉積，就會形成斑塊，若發生在冠狀動脈，致其縮窄，進一步減少其對心肌的供血，最終就成了冠心病。

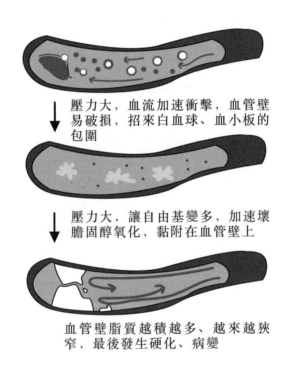

壓力大，血流加速衝擊，血管壁易破損，招來白血球、血小板的包圍

壓力大，讓自由基變多，加速壞膽固醇氧化，黏附在血管壁上

血管壁脂質越積越多、越來越狹窄，最後發生硬化、病變

＊血脂與壓力的關係

| 二、 表現症狀 |

⊙典型心絞痛發作

　　心絞痛是突然發生位於胸骨上段或中段之後的壓榨性、悶脹性或窒息性疼痛，亦可波及心前區，並放射至左肩、左上肢前內側、無名指和小指，偶爾會伴有瀕死的恐懼感，往往迫使患者立即停止活動，重者伴隨出汗症狀。

　　疼痛歷時 1～5 分鐘，很少超過 15 分鐘，休息或含服硝酸甘油片，可在 1～2 分鐘內使疼痛消失。心絞痛常在身體勞累、情緒激動、受寒、飽食、吸菸時發生，貧血、心搏過速或休克亦可誘發。

⊙不典型心絞痛發作

　　疼痛位於胸骨下段、左心前區或上腹部，可放射至頸、下頜、左肩胛部或右前胸。疼痛可很快消失或僅有左前胸不適，有發悶感。

| 三、 心絞痛與五臟的關係 |

　　《黃帝內經‧靈樞‧厥病》首先提出心絞痛與五臟的關係，目的在於強調它不是心臟的獨立疾病，而是和五臟密切相關。如原文提出了腎心痛、胃心痛、脾心痛、肝心痛、肺心痛五種心絞痛類型，並指出這五種的特點及針刺穴位，對心絞痛辨證論治的豐富和發展有重大意義。

| 四、不同類型心絞痛的辨證論治 |

⊙ 腎心痛

《黃帝內經》原文:「厥心痛,與背相控,善瘛,如從後觸其心,傴僂者,腎心痛也,先取京骨、昆侖,發狂不已,取然谷。」

◎症狀:痛牽引背部作痛,就好像從背後觸到心臟一樣。特點是抽掣性疼痛,並且痛到彎腰拱背。腎陰虧虛者,多有腰痠背痛、手心熱、咽乾、乏力。腎陽不足者,可見腰冷背涼、畏寒肢冷、神憊乏力。

◎辨證分析:心為火臟,腎屬水臟,心腎水火相濟,如腎陰虛,水不濟火,或腎陽虛不能蒸水上交,皆可致心腎水火不濟,心脈失濡而致心痛,臨證需辨明腎陰虧虛或腎陽不足。

◎治法:腎陰虧虛者,宜滋腎陰通利心脈。腎陽不足者,宜溫腎通脈。

◎針灸穴位:京骨、昆侖、然谷、心俞、郄門、內關。

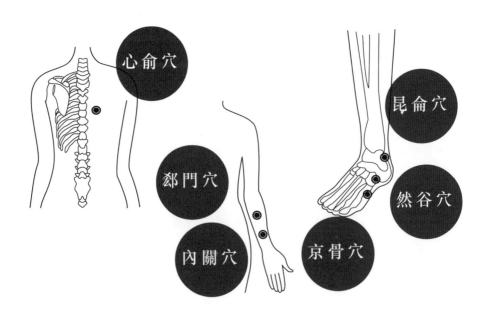

◖ 楊 力 驗 方 ◗

　　屬腎陰虧虛者，用瓜蔞薤白白酒湯合六味地黃湯、丹參飲加減。瓜蔞 15 克，薤白 10 克，當歸 10 克，川芎 10 克，丹參 15 克，熟地 15 克，山萸肉 10 克，茯苓 10 克，澤瀉 10 克，山藥 10 克，甘草 6 克。

　　屬腎陽虧者，宜瓜蔞薤白桂枝湯合丹參飲，畏寒肢冷、神憊乏力重者可酌加附子。瓜蔞 15 克，薤白 10 克，桂枝 10 克，丹參 15 克，川芎 10 克，當歸 10 克，巴戟天 10 克，仙茅 10 克，檀香 5 克，黨參 15 克，制附子 10 克（先煎），甘草 6 克。

⊙ 胃心痛

《黃帝內經》原文:「厥心痛,腹脹胸滿,心尤痛甚,胃心痛也,取之大都、太白。」

◎症狀:腹脹胸滿,心痛尤甚。

◎辨證分析:心與胃相鄰,關係極為密切,如胃氣不疏、脹滿氣逆,很容易導致心脈失濡而引起心痛。胃心痛多在飽餐後引發,心痛部位偏於胃部。

◎治法:心胃同治,原則是寬胸和胃。

◎針灸穴位:大都、太白、心俞、郄門。

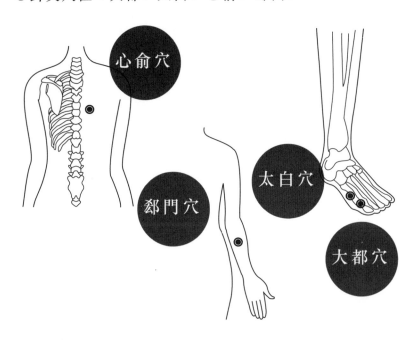

◖ 楊力驗方 ◗

宜用瓜蔞薤白半夏湯合丹檀飲。瓜蔞 15 克,薤白 10 克,半夏 10 克,丹參 15 克,檀香 6 克,砂仁 10 克,川芎 10 克,甘草 6 克。

舌紅、苔黃有熱象者加黃連。

⊙ 脾心痛

《黃帝內經》原文:「厥心痛,痛如以錐針刺其心。心痛甚者,脾心痛也。取之然谷、太谿。」

◎症狀:痛如錐針刺心。

◎辨證分析:心脾相通,脾經有支脈與心相通,所以脾胃失調則易氣逆阻心絡,致心脈不利,不通則痛。

◎治法:和脾胃,通心脈。

◎針灸穴位:然谷、太谿、太白、脾俞、心俞、內關、郄門。

◖ 楊力驗方 ◗

瓜蔞薤白白酒湯合丹檀飲,加白朮、黨參、川芎。瓜蔞 15 克,薤白 10 克,丹參 15 克,檀香 6 克,砂仁 10 克, 川芎 10 克,白朮 10 克,黨參 15 克,甘草 6 克(加白酒適量),枳殼 10 克。

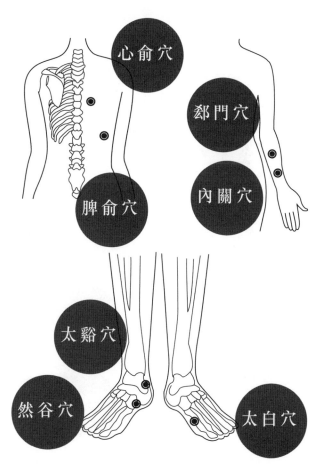

⊙ 肝心痛

　　《黃帝內經》原文:「厥心痛，色蒼蒼如死狀，終日不得太息，肝心痛也，取之行間、太衝。」

◎症狀:心痛得面色發白如死狀，不能出長氣。

◎辨證分析:肝主疏泄，肝氣不疏，易氣滯心胸，輕者心脈不利，重者誘發氣滯血瘀，心脈閉阻，出現「色蒼蒼如死狀」的危重症。

◎治法:氣滯心胸較輕者，以疏肝理氣為主;氣滯心胸較重者，必理氣化瘀。

◎針灸穴位:行間、太衝，可加心俞、肝俞、內關、郄門或膻中。

◗ 楊力驗方 ◖

　　氣滯心胸者，柴胡疏肝湯合瓜蔞薤白白酒湯、丹檀飲加減。柴胡10克，白芍10克，川芎10克，鬱金10克，瓜蔞15克，薤白10克，丹參15克，甘草6克（加白酒適量），檀香6克。

　　氣滯血瘀者，柴胡疏肝湯合血府逐瘀湯加減。柴胡10克，白芍10克，川芎10克，鬱金10克，瓜蔞15克，紅花6克，丹參15克，生三七粉3克（沖服），檀香6克。

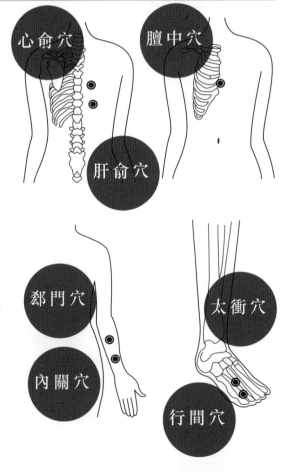

⊙ 肺心痛

《黃帝內經》原文:「厥心痛,臥若徒居,心痛間,動作,痛益甚,色不變,肺心痛也,取之魚際、太淵。」

◎症狀:休息則緩解,動則加重,面色不變。

◎辨證分析:心肺共處胸腔,經脈相近(「手太陰肺經……行少陰心主之前」「手少陰心經……其直者,復從心系卻上肺」),且肺主氣,心主血,氣為血帥,氣行則血行,氣逆則血阻,所以肺氣虛、肺氣不利皆可引發心脈不疏而致心痛。

◎治法:益肺氣,助心脈或宣肺氣,通心絡。

◎針灸穴位:魚際、太淵、肺俞、心俞。

◐ 楊力驗方 ◑

肺氣不利,氣逆脈阻者,用參七飲合瓜蔞薤白半夏湯。人參 6 ~ 10 克(單煎,分 2 次沖服),生三七 3 克(沖服),瓜蔞 15 克,薤白 10 克,川芎 10 克,丹參 15 克,厚朴 10 克,甘草 6 克。

肺氣虛,無力帥血致心脈虛而作痛者,用生脈飲合瓜蔞薤白白酒湯、丹檀飲加減。人參 6 ~ 10 克(單煎,分 2 次沖服),麥冬 10 克,瓜蔞 15 克,薤白 10 克,丹參 15 克,川芎 10 克,檀香 6 克,甘草 6 克。

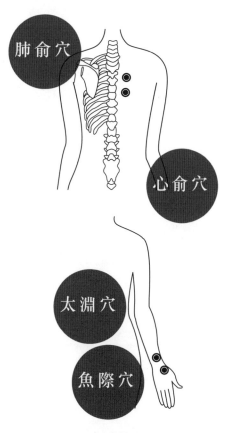

| 五、心絞痛的飲食調理 |

⊙宜吃食物

燕麥	燕麥富含可溶性膳食纖維、亞油酸等，不僅能降低血清膽固醇、三酸甘油酯等，還能消除沉積在血管壁上的低密度脂蛋白膽固醇，從而發揮預防動脈粥狀硬化、防治心絞痛的功效
玉米	玉米含有卵磷脂、維生素 E、亞油酸，能夠降低血清膽固醇，預防心絞痛、血脂異常和動脈粥狀硬化
蕎麥	蕎麥中的苦味素、蘆丁等，不僅能夠降血壓、降血脂，還能調節心肌功能，增加冠狀動脈的血流量，預防心律不整，輔治心絞痛
洋蔥	洋蔥中的活性成分能夠刺激血纖維蛋白，具有擴張血管、降低血壓和血糖的功效，能預防心絞痛
生菜	生菜性涼、味甘，歸心、肝、胃經，含有維生素、膳食纖維和豐富的礦物質，能夠清熱安神、清肝利膽、降低膽固醇，適合心絞痛患者食用
山楂	山楂性微溫，味微酸、甘，歸肝、胃、大腸經，具有消食化積、理氣殺菌、活血化瘀等功效，能夠疏通血管，非常適合心絞痛患者食用

⊙慎吃食物

豬腦	豬腦性寒，中醫認為冠心病與痰濁、血瘀等有關，氣血遇寒則凝滯，食用寒涼性質的食物，無疑會加重心肌缺血、缺氧的症狀。且豬腦中膽固醇含量很高，多餘的膽固醇沉積於血管壁會導致脈管狹窄，很容易引發心絞痛

炸雞	炸雞是油炸類食品，富含飽和脂肪酸。經常食用會誘發心絞痛
蟹黃	蟹黃屬於寒涼食物，心絞痛患者食用後會加重血瘀的現象。且蟹黃中膽固醇含量較高，食用過多易導致多餘的膽固醇沉積在血管壁上，使管腔變窄，血液運行不暢，引發心絞痛，嚴重者會出現心臟衰竭

⊙ 特效食譜

● 果仁燕麥粥

/ 材料 /

白米 100 克，燕麥 60 克，核桃仁 30 克，腰果、葡萄乾各 20 克。

/ 做法 /

1. 白米、燕麥洗淨；腰果、核桃仁放入榨汁機乾磨杯中磨成粉末狀，倒出待用。

2. 砂鍋中注入適量清水燒開，倒入洗淨的白米和燕麥，用小火煮 30 分鐘，至食材熟透。

3. 倒入堅果粉末，放入部分葡萄乾，略煮片刻，出鍋前撒上剩餘的葡萄乾即可。

/ 功效 /

益氣補腎，調節膽固醇。

● 玉米濃湯

/ 材料 /

鮮玉米粒 100 克，純牛奶 150 毫升，鹽少許。

/ 做法 /

1. 將玉米粒洗淨，取榨汁機將鮮玉米粒製成玉米汁，倒出待用。
2. 湯鍋上火燒熱，倒入玉米汁，慢慢攪拌幾下，用小火煮至汁液沸騰，倒入純牛奶，續煮至沸，加入鹽調味。

/ 功效 /

降膽固醇，補鈣益氣。

● 熗炒生菜

/ 材料 /

生菜 200 克，鹽 2 克。

/ 做法 /

1. 將洗淨的生菜撕成片，裝入盤中待用。
2. 向鍋中注入適量食用油，燒熱，放入生菜片，快速翻炒至熟軟，加入適量鹽，炒勻即可。

/ 功效 /

清熱解毒，降膽固醇。

| 六、心絞痛特效推拿方 |

⊙ 按揉膻中穴

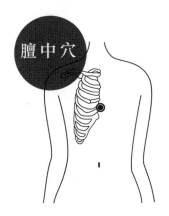

/ 取穴 /
膻中穴位於前正中線上,兩乳頭連線的中點。

/ 做法 /
用拇指點按在此穴位上,先順時針方向輕輕揉按,再逆時針方向揉按,每次各 30 下,動作要緩慢、均勻、有力。

/ 功效 /
按揉該穴能寬胸理氣、活血通絡。主治心絞痛、心悸等病症。

⊙ 點按內關穴

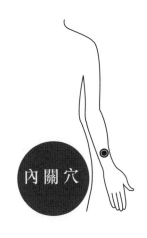

/ 取穴 /
一手握拳,腕掌側突出的兩筋之間,距腕橫紋 3 指寬的位置即內關穴。

/ 做法 /
先用右手拇指點按左前臂上的內關穴,再用左手拇指點按右前臂上的內關穴,雙側每回點按不少於 20 次。

/ 功效 /
點按該穴能舒暢心胸、安神鎮驚。主治心痛、心悸、胸悶、心絞痛等症。

⊙ 點按至陽穴

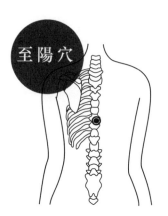

/ 取穴 /

至陽穴位於背部第 7 胸椎棘突下，第 7 肋間（肩胛骨下角的下方）水平線與脊背正中線之交點處。

/ 做法 /

用拇指點按至陽穴，每回點按不少於 20 次。

/ 功效 /

點按至陽穴能促進血液循環，調理胸脅脹痛、脊背強痛、咳嗽氣喘等症。

⊙ 按揉靈道穴

/ 取穴 /

在前臂前區，腕掌側遠端橫紋上 1.5 寸，尺側腕屈肌腱的橈側緣。

/ 做法 /

用拇指按揉穴位 2 分鐘，再按壓 2 分鐘，最後輕揉 1 分鐘結束。

/ 功效 /

生發心氣，化瘀止痛。

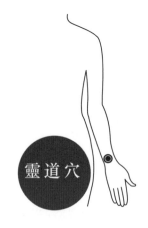

| 七、心絞痛患者的日常保健 |

⊙生活有規律，須充分休息

生活要勞逸結合，需要高度集中注意力的工作不宜持續時間過長。平時心情應開朗，適當進行體操、太極拳等體育鍛鍊。夜間不要看球賽或驚悚影視劇，注意休息，避免情緒激動、過度緊張或勞累，以免加重心絞痛症狀。

⊙少飲酒，不吸菸

平時要少飲酒或不飲酒，一定要戒菸，因為吸菸、飲酒均會促使心絞痛的發作。

⊙家中要有常備藥

家中要常備硝酸甘油片、速效救心丸、硝酸異山梨酯等。外出時最好隨身攜帶，藥不離身，並在家中床頭、茶几等固定且易取的地方擺放。

⊙沐浴時注意事項

1. 避免洗澡水過熱，一般以 35～40℃ 的溫水為宜。過高的水溫會引起血壓暫時升高，心跳加快，心臟負荷加重。
2. 洗澡時間應限制在半小時以內。由於浴室內氧氣少，二氧化碳濃度高，時間過長會加重心腦缺氧、缺血。
3. 餐後一小時後再洗澡。飽餐後立刻洗澡，全身表皮血管被熱水刺激擴張，較多的血液流向體表，腹腔血液供應減少，會引起低血糖，甚至虛脫、昏倒。

⊙ 運動要小心

運動訓練前最好在醫師監護下，作跑步機或腳踏車運動測試，以判斷最大心肺耐力。

選擇適宜的鍛鍊方式，如步行、慢跑、騎自行車、游泳等中度有氧運動，可根據個人愛好及病情來決定。

要注意的是，患者在運動前應備好硝酸甘油片，並隨身攜帶，運動中一旦出現心絞痛症狀，應立即停止，就地休息，並舌下含服硝酸甘油片 1～2 片。

養心小叮嚀

1.《黃帝內經》的厥心痛屬心絞痛，非後世所言的胃痛。
2.《黃帝內經》提示五臟不調皆可誘發心絞痛，非獨心也，所以辨證論治要多調五臟以治本。
3.《黃帝內經》所提的針灸穴位，可配合其他穴位共治，效果更佳。

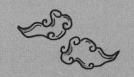

第三章

心律不整

| 一、病因及危害 |

成人正常的心率是 60 ～ 100 次 / 分鐘。心律不整是指心律起源部位、心搏頻率與節律以及衝動傳導等任一項異常，它既包括節律異常，又包括頻率異常。

心律不整和器質性心臟病有關，冠心病、心肌病變、風心病合併心律不整最多見，中樞神經系統疾病、藥物作用等也可導致心律不整。

心律不整的主要危害有：

冠狀動脈供血不足	心律不整可造成冠狀動脈血流量降低，冠心病患者若出現心律不整，會誘發或加重心肌缺血。主要表現為心絞痛、氣短、急性心臟衰竭、急性心肌梗塞等
腦動脈供血不足	腦血管正常的人，不致造成嚴重後果，但是腦血管發生病變時，會導致腦供血不足，表現為頭暈、乏力、視物模糊、暫時性全盲，嚴重的甚至出現失語、癱瘓、抽搐、昏迷等腦損害
腎動脈供血不足	心律不整發生後，腎血流量也會不同程度的減少，表現為少尿、蛋白尿、氮血症等
腸繫膜動脈供血不足	快速型心律不整時，血流量降低，會出現腸繫膜動脈痙攣，產生胃腸道缺血的表現，如腹脹、腹痛、腹瀉甚至發生出血、潰瘍或麻痺等
心臟衰竭	患者表現為咳嗽、呼吸困難、乏力等

| 二、 表現症狀 |

很多心律不整患者無症狀，僅體檢時發現心電圖改變。

若有症狀最常見的是心悸（心慌），能強烈感覺到自己心臟的跳動，甚至好像要跳出來了，一些人因為有瀕死感而到醫院就診。

其他可能症狀包括：頭暈（眩暈）、頭痛、胸悶、胸痛、憋氣（呼吸困難）、心前區不適（可能出現心前區劇烈疼痛）、氣急、乏力、抽搐、手足發涼、暈厥、神志不清、猝死等。

| 三、 中醫對心律不整的認識 |

《黃帝內經》雖未出現「心律不整」這個名詞，但已對其徵兆、病因、預後及脈象等有明確的論述，對後世有很大的啟示。

⊙ 提示心律不整與氣虛的關係

《黃帝內經 · 素問 · 平人氣象論》云：「人一呼脈一動，一吸脈一動，曰少氣。」指出氣虛是引起心律不整的重要因素。

⊙ 指出心律不整在脈象上的反映

《黃帝內經》首先指出脈象可以反映心律不整的危害性。如《黃帝內經 · 素問 · 平人氣象論》說：「人，一呼脈四動以上曰死……乍疏乍數者死。」

| 四、不同類型心律不整的辨證論治 |

⊙快速型心律不整中醫辨證

期外收縮—多屬氣陰兩虧

◎病機：多由勞累、勞心、失眠或疾病等原因導致心氣虛，日久氣陰兩虛。

◎症狀：以心悸為主，勞累加重，舌質淡，脈數結代（跳動緩慢，同時經常停止一下的，叫結脈；跳動得快，也同時經常停止一下的，叫代脈）。

◎治法：益心氣，養心陰。

◖　楊 力 驗 方　◗

方用炙甘草湯合生脈飲化痰。黨參 15 克，太子參 15 克，麥冬 10 克，丹參 15 克，玄參 10 克，肉桂 10 克，茯苓 10 克，炙甘草 10 克，生薑 3 片。

氣虛重者人參易黨參；心煩者加黃連 3 克或竹茹 10 克；陰虛明顯者加生地 15 克、丹皮 10 克。

心房顫動—多屬氣虛血瘀

◎病機：常由心肌老化、心肌炎、瓣膜性心臟病、高血壓、糖尿病等原因導致，主要是發生異位心律，多因勞累、感染、疾病等加重，易產生暈厥和心房血栓，導致腦梗塞等嚴重後果，中醫認為多屬氣虛血瘀。

◎症狀：心跳快而亂，有明顯的心悸、怔忡表現，舌白邊暗，脈數急而促。

◎治法：益心氣，化瘀滯。

　　方用生脈飲合三參三七湯。人參 10 克，麥冬 10 克，五味子 5 克，苦參 10 克，丹參 15 克，沙參 10 克，生三七粉 3 克（沖服），甘草 6 克。

　　瘀象明顯者加紅花 10 克；陽虛肢冷脈沉加制附子 10 克（先煎）；陰虛口乾手心熱者加生地 15 克、丹皮 10 克。

陣發性心搏過速—多屬氣陰兩虧，痰火上擾

◎病機：主要指室上性陣發性心搏過速，屬異位心律，常有器
　質性心臟病，如冠心病、心肌病變等，少數無器質性心臟病。
　中醫辨證多屬心陰虧虛，痰火上擾。
◎症狀：心悸心煩，乏力身困，口乾，舌紅，苔黃膩，脈滑數。
◎治法：益氣養陰，化痰清火。

　　方用參麥飲合黃連溫膽湯加減。太子參 15 克（氣虛偏重者用西洋參 10 克），麥冬 10 克，黃連 6 克，膽南星 10 克，茯苓 10 克，陳皮 10 克，竹茹 10 克，酸棗仁 15 克，甘草 6 克。

　　兼膽虛心怯者加珍珠母 15 克、白芍 10 克。有肝腎陰虛者加枸杞子 15 克。

⊙緩慢型心律不整中醫辨證

心搏過緩—多屬心氣虛、心陽衰

◎病機：心率每分鐘少於 60 次，常低於 50 次，嚴重者可低於
　40 次甚至發生暈厥，多有心肌炎後遺症等病因。中醫多屬心
　氣虛、心陽衰。

◎症狀：心率慢，但律齊。常伴心悸、怔忡，乏力少氣，脈象沉遲。

◎治法：益氣養心。

◖ 楊力驗方 ◗

　　方用參麥飲合保元湯加減。人參 10 克，麥冬 10 克，桂枝 10 克，黃耆 30 克，桂圓肉 10 克，炙甘草 10 克。

病態竇房結症候群—多屬心陽不足，氣虛血滯

◎病機：屬竇房結傳導失常，多因心肌炎、冠心病、心肌梗塞所致。中醫多屬心陽不足，氣虛血滯。

◎症狀：心率慢，心悸，乏力，舌胖質暗，苔白，脈沉遲。

◎治法：溫心陽，益氣化瘀。

◖ 楊力驗方 ◗

　　方用參麥麻辛附子湯加減。人參 10 克，麥冬 10 克，制附子 10 克（先煎），炙麻黃 5 克，細辛 3 克，丹參 15 克，炙甘草 10 克。

　　乏力肢冷者加黃耆 30 克、桂枝 10 克；瘀象明顯加紅花 10 克、生三七粉 3 克（沖服）；腎陽虛腰痠畏寒乏力明顯加鹿茸 2 克（沖服）。

房室傳導阻滯—多屬心陽虛，氣滯血瘀

◎病機：房室傳導阻滯屬嚴重心律不整，多為風濕性心臟病、心肌炎、心肌梗塞等原因導致心臟傳導失常。中醫辨證多屬心陽虛，氣滯血瘀。

◎症狀：心率極慢（每分鐘常少於 40 次），有較重的心悸、怔忡及乏力唇紺症狀，易發生暈厥，舌淡胖，苔白，脈遲緩。

◎治法：益氣強心，活血化瘀。

◐ 楊力驗方 ◑

　　方用人參麻辛附子湯合保元湯加減。人參 10 克，制附子 10 克（先煎），桂枝 10 克，黃耆 30 克，炙麻黃 5 克，細辛 3 克，鹿茸 2 克（沖服），生三七粉 3 克（沖服）。

　　出現暈厥者宜用參附湯加煅龍骨、煅牡蠣急救。

| 五、心律不整的飲食調理 |

⊙宜吃食物

小麥	小麥可滋養心肺，安定心神，對心律不整有良好的食療作用
菠菜	菠菜中的礦物質可增強身體對缺氧的承受力，提升心肌對應激的適應能力，並改善心律不整
鳳梨	鳳梨中的蛋白酶可以分解蛋白質，促進消化，解油膩，對於心律不整患者來講尤其合適
紅棗	紅棗的蛋白質、維生素含量豐富，具有養心安神、補血等功效，尤其對於因為缺血所造成的心律不整，具有較明顯的效果
羊肉	羊肉具有養血補鋅的功效，心律不整的患者日常多吃一些，尤其是冬季的時候，能減少心律不整的反覆出現
鮭魚	鮭魚中含有的 ω-3 脂肪酸，可以提升體內一氧化氮的水準，能更好地舒張血管平滑肌，使血液流通順暢，防治心律不整

⊙慎吃食物

濃茶	濃茶中的芳香物質、咖啡因會增加心室收縮，引起心跳加快，誘發心律不整
辣椒	長期過食辣椒，對心血管系統的刺激非常嚴重，還會讓人出現短暫性血壓下降或心跳減慢，誘發心律不整
酒	酒具有強烈的刺激性，可使心率增快，長期飲酒會使心臟擴大，導致心臟收縮功能減退

⊙特效食譜

● 花生菠菜

/ 材料 /

熟花生米 50 克，菠菜 300 克，蒜末、鹽、香油各適量。

/ 做法 /

1. 菠菜擇洗乾淨，入沸水中焯 30 秒，撈出，放涼，瀝乾水分，切段。

2. 取盤，放入菠菜段、熟花生米，用蒜末、鹽和香油調味即可。

/ 功效 /

改善心律不整。

● 鳳梨粥

/ 材料 /

白米 100 克，鳳梨肉 30 克，冰糖、淡鹽水適量。

/ 做法 /

1. 白米洗淨，浸泡 30 分鐘；鳳梨肉用淡鹽水浸泡 10 分鐘，切成丁。

2. 鍋內倒水燒沸，放白米煮至粥成，入鳳梨丁煮沸，加冰糖調味即可。

/ 功效 /

解油膩，保護心臟。

● 胡蘿蔔燉羊肉

/ 材料 /

胡蘿蔔、羊瘦肉各 250 克，蔥花 5 克，醬油 4 克，料酒適量，鹽 2 克。

/ 做法 /

1. 胡蘿蔔洗淨，切塊；羊瘦肉洗淨，切塊，焯透。

2. 炒鍋中倒入植物油燒至七成熱，下蔥花炒出香味，放入羊肉塊翻炒片刻，加料酒、醬油翻炒均勻，加胡蘿蔔塊和適量水燉熟，最後用鹽、蔥花調味即可。

/ 功效 /

養血補鋅，緩解心律不整。

| 六、心律不整特效推拿方 |

⊙ 按壓內關穴

/ 取穴 /

一手握拳，腕掌側突出的兩筋之間，距腕橫紋 3 指寬的位置即內關穴。

/ 做法 /

用拇指指端垂直按壓內關穴。

/ 功效 /

內關穴能理氣止痛、寧心安神。對胸脅部位的疾病有很好的療效，適用於心絞痛、心律不整等症。

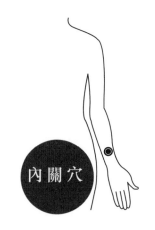

內關穴

⊙ 按揉心俞穴

/ 取穴 /

在上背部，第 5 胸椎棘突下，後正中線旁開 1.5 寸處。

/ 做法 /

用兩手拇指指腹按壓或揉壓心俞穴 1 ～ 2 分鐘。

/ 功效 /

心俞穴有通絡、安心神的作用，按揉心俞穴，能緩解胸悶、氣短、心律不整等症狀。

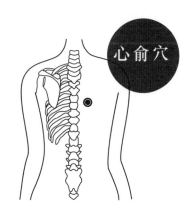

心俞穴

｜ 七、心律不整患者的日常保健 ｜

⊙定期做檢查

定期檢查心電圖、電解質、肝功能、甲狀腺功能等，抗心律不整藥物會對電解質及臟器功能產生影響。

⊙控制引起心律不整的疾病

高血壓、糖尿病等都可能引起心律不整，所以高血壓患者要定時監測血壓，透過藥物和食療將血壓控制在正常值；糖尿病患者也要適時量測血糖，做到低糖飲食，並根據症狀選擇藥物降糖。

⊙保持穩定情緒和樂觀狀態

中醫認為「悲哀憂愁則心動，心動則五臟六腑皆搖」，這裡的心動即包括心律不整，所以保持穩定的情緒和樂觀的精神狀態，對預防心律不整很重要。

⊙保持良好的生活習慣

心律不整經常和不良的生活方式有關，例如起居無常、飲食不定、工作壓力大、活動量小等，這些均會導致心臟神經調節紊亂，引起心律不整。所以，要按時作息，早睡早起，不熬夜，進行規律的適量運動等。

⊙心律不整者如何運動

運動要量力而為，不可勉強或過量，不能認為運動量越大越有助於健康。中老年人以散步、打太極拳為宜。

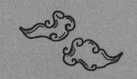

第四章
心肌炎

| 一、 病因及危害 |

心肌炎是指各種原因引起的心肌發炎性病變。大部分心肌炎患者經過治療能夠獲得痊癒，但如果治療不及時或者護理不當，有些會在急性期之後發展為擴張型心肌病變，會反覆發生心臟衰竭。

心肌炎的病因可分為下列幾種：

◎感染性因素：包括病毒、細菌和真菌。病毒如克沙奇病毒、伊科病毒、流感病毒、腺病毒、肝炎病毒等；細菌如白喉桿菌、鏈球菌等。其中病毒性心肌炎最常見。

◎自體免疫性疾病：如紅斑性狼瘡、巨細胞心肌炎。

◎物理因素：如胸部放射性治療引起的心肌損傷。

◎化學因素：許多藥物如抗生素、化療藥等。

| 二、 表現症狀 |

心臟受累的症狀可表現為胸悶、心前區隱痛、心悸和氣促等。有一些病毒性心肌炎，會以與心臟有關或無關的明顯不適為主要或首發症狀。如以心律不整為主訴和首發症狀；少數以突然劇烈的胸痛為主，而全身症狀很輕，此類情況多見於病毒性心肌炎累及心包或胸膜者；還有一些以急性或嚴重心臟衰竭症狀為主；極少數以身痛、發熱、少尿、昏厥等全身症狀嚴重為主，心臟症狀不明顯。

| 三、中醫對心肌炎的認識 |

心肌炎屬於中醫學「心悸」「怔忡」等範疇。其主要症狀為心悸氣短，自覺胸中動搖不寧。中醫理論認為「心藏神」「心主血脈」，本病的發生多為熱毒內陷心包，損耗心陰、心氣所致。心之氣陰虧虛，心神失養，心脈不充，則會出現心悸、怔忡、氣短等症。此外，津液耗損，氣陰虧虛，餘熱之邪未盡，還可出現口乾舌燥、低熱、疲乏等，這些表現與心肌炎的臨床症狀也頗為一致。

關於本病，一般還認為由於急性期感邪太甚，或治療不當，或先天稟賦不足，或後天失養，而導致氣血失調，脈絡瘀阻，痰濁水飲內停等病理變化，以致出現虛實錯雜的各種不同症候；復感外邪，又可加重心肌損傷，致使病情反覆，甚者可出現急性期的特徵。其他如惱怒、憂思等精神因素以及氣候環境變化，也會誘發本病。

| 四、不同類型心肌炎的辨證論治 |

⊙ 氣陰兩虛型

◎病機：氣虛導致胸悶氣短、心悸，陰虛導致失眠多夢、神志不寧。

◎症狀：心悸怔忡，胸悶氣短，神疲乏力，動則自汗，失眠多夢，舌質淡紅少津，苔薄白，脈細數或結代。

◎治法：益心養陰，安神定悸。

◗ 楊 力 驗 方 ◖

方用生脈飲合炙甘草湯。人參 6 克或黨參 30 克，麥冬 10 克，五味子 3 克，炙甘草 10 克，生薑 6 克，桂枝 10 克，生地 15 克，阿膠 10 克，麻仁 10 克，紅棗 10 克，生三七粉 3 克（沖服）。

⊙ 心陽虛型

◎病機：心陽虛導致四肢不溫、心悸不安、面色不華。

◎症狀：心中發虛，怔忡，伴有短氣、胸悶、面色蒼白、形寒肢涼、舌質淡。

◎治法：溫補心陽，養心定悸。

◗ 楊 力 驗 方 ◖

方用生脈飲加味。人參 10 克，肉桂 10 克，桂圓肉 10 克，柏子仁 15 克，珍珠母 15 克，麥冬 15 克，五味子 6 克。

虛汗多者，加煅龍牡、山萸肉；陽虛重者加制附子 10 克（先煎）；心悸同時出現喘汗、面青唇紫者，則用黑錫丹。

⊙ 心陰虛型

◎病機：心陰虛致心火內生，心失所養。

◎症狀：心悸，伴口乾、心煩、夢多失眠，舌質偏紅，脈細數。

◎治法：養心安神。

◗ 楊 力 驗 方 ◖

方用生脈飲加味。人參 10 克，麥冬 15 克，五味子 6 克，珍珠母 20 克，柏子仁 15 克，蓮子心 10 克。

⊙ 心脾兩虛型

◎病機：心虛導致心悸不安、胸悶、自汗，脾虛導致脘腹脹滿、
消化不暢。

◎症狀：心悸怔忡，肢體倦怠，納呆腹脹，自汗氣短，面色無華，
舌淡苔薄。

◎治法：健脾益氣，養心安神。

◗ 楊力驗方 ◖

方用歸脾湯加減。人參 10 克，白朮 15 克，黃耆 30 克，
當歸 10 克，甘草 10 克，茯苓 10 克，炙遠志 10 克，酸棗仁 10 克，
木香 6 克，桂圓肉 10 克，生薑 6 克，紅棗 10 克，生三七粉 3 克（沖
服）。

⊙ 痰濁型

◎病機：痰濁壅滯，痰濁擾心致心悸、心神不寧。

◎症狀：心悸，痰多，胸悶，體胖，舌苔膩，質淡，或偏紅，脈滑。

◎治法：祛痰化濁，寧心安神。

◗ 楊力驗方 ◖

方用導痰湯加味。半夏 10 克，膽南星 10 克，枳實 10 克，
茯苓 10 克，橘紅 10 克，甘草 6 克，生薑 3 片，柏子仁 15 克，
西洋參 10 克，麥冬 10 克。

⊙痰熱型

◎病機：痰濁化熱，上擾心神。

◎症狀：心悸，胸悶，痰多，胃不和，嘔噁，舌質紅，苔黃，脈滑數。

◎治法：清熱化痰，健脾胃，寧心安神。

◖　楊力驗方　◗

　　方用溫膽湯加味。茯苓 10 克，法半夏 10 克，陳皮 10 克，竹茹 10 克，枳實 10 克，甘草 6 克，生薑 3 片，黃連 3～10 克，西洋參 10 克，麥冬 10 克。

⊙血瘀阻絡型

◎病機：心脈瘀阻，心失所養。

◎症狀：心悸氣短，胸痛時作，舌質紫暗或有瘀斑，脈偏澀。

◎治法：活血化瘀，疏通心脈。

◖　楊力驗方　◗

　　方用血府逐瘀湯。桃仁 10 克，紅花 10 克，當歸 10 克，川芎 10 克，丹參 15 克，牛膝 15 克，桔梗 10 克，柴胡 10 克，枳殼 10 克，甘草 6 克，人參 6～10 克。

| 五、心肌炎的飲食調理 |

⊙宜吃食物

芥藍	芥藍具有化痰解毒、降低膽固醇的作用，適合心肌炎患者食用
番茄	番茄具有止血降壓、健胃消食、生津止渴、清熱解毒的功效，可輔治心肌炎引起的頭暈
柳丁	柳丁具有清熱化痰、健脾和胃、助消化、增食慾、增強毛細血管彈性、降低血脂等功效，適合心肌炎患者食用
牛肉	牛肉含有豐富的蛋白質，具有補脾胃、益氣血的功效，適合脾弱不運、水腫、頭暈目眩的心肌炎患者食用
鯽魚	鯽魚是一種高蛋白、低脂肪的食物，適合心肌炎患者食用

⊙慎吃食物

燻肉	燻肉脂肪、鹽含量很高，大量攝入會引發高血壓、中風、動脈粥狀硬化等，不利於心肌炎治療
人造奶油	奶油含有大量的反式脂肪酸，會增加血液黏度，減少高密度脂蛋白膽固醇的數量，引起動脈粥狀硬化。心肌炎患者食用過於油膩的食物，還容易導致便祕和消化功能障礙
洋芋片	洋芋片中油脂含量很高，會增加血液黏度和低密度脂蛋白膽固醇的含量，導致血脂異常，提高動脈粥狀硬化的發生率，引發心肌炎

⊙ 特效食譜

● 芥藍炒冬瓜

/ 材料 /

芥藍 80 克,冬瓜 100 克,胡蘿蔔 40 克,乾木耳 10 克,鹽、料酒、太白粉各適量,薑片、蒜末、蔥段各少許。

/ 做法 /

1. 將胡蘿蔔去皮,洗淨;乾木耳泡發,撕小朵;冬瓜去皮及子,洗淨,切片。上述食材放入開水中焯至八分熟。

2. 起油鍋,放入薑片、蒜末、蔥段爆香,倒進焯好的食材,加鹽、料酒,放入適量太白粉勾芡即可。

/ 功效 /

清熱解毒,軟化血管。

● 柳丁南瓜羹

/ 材料 /

南瓜 120 克,柳丁 100 克。

/ 做法 /

1. 將南瓜去皮除子,洗淨,切片,擺放在蒸盤中,中火蒸約 15 分鐘,至其變軟。

2. 取出蒸好的南瓜,放涼,製成南瓜泥,待用;柳丁洗淨,去皮及子,切成丁。

3. 湯鍋中注入適量清水燒開,倒入柳丁丁和南瓜泥,攪拌均勻,續煮片刻至沸,關火後盛出即可。

/ 功效 /

保護血管,增進食慾。

● 鯽魚苦瓜湯

/ 材料 /

淨鯽魚 200 克，苦瓜 150 克，鹽 2 克，料酒 3 克，薑片少許。

/ 做法 /

1. 將苦瓜去子，洗淨，切成片，待用。

2. 起油鍋，放入薑片爆香，放進鯽魚，用小火煎至兩面八分熟。

3. 淋上少許料酒，再注入適量清水，加入鹽，放入苦瓜片，用
   大火煮約 4 分鐘，至食材熟透即可。

/ 功效 /

健脾胃，養心。

| 六、心肌炎特效推拿方 |

⊙ 按揉百會穴

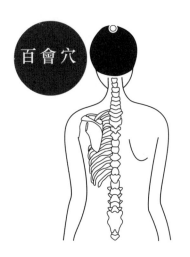

/ 取穴 /

頭頂部，兩耳尖連線的中點處。

/ 做法 /

用一隻手食指、中指、無名指按頭頂，用中指揉百會穴，其他兩指輔助，順時針轉 36 圈。

/ 功效 /

可以激發和增加體內的陽氣，調節心腦血管系統功能。

⊙ 分推膻中穴

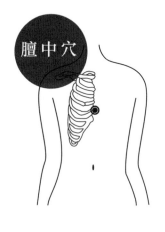

/ 取穴 /

膻中穴在前正中線上，兩乳頭連線的中點。

/ 做法 /

取仰臥位，用兩手拇指橈側，以膻中穴為中心向兩側分推，反覆操作 15 ~ 30 次。

/ 功效 /

可以寬胸理氣、活血通絡、舒暢心胸。主治胸部疼痛、心悸、呼吸困難等症。

⊙ 揉按心俞穴

/ 取穴 /

在上背部，第 5 胸椎棘突下，後正中線旁開 1.5 寸處。

/ 做法 /

取俯臥位，雙手同時操作，四指合攏做支撐點，用拇指指腹以順時針方向揉按心俞穴，每分鐘按摩 60 次。

/ 功效 /

按摩心俞穴能養心安神、調補氣血。主治心肌炎、冠心病等疾病。

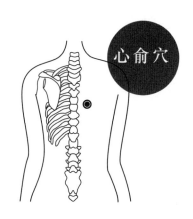

⊙ 按揉膈俞穴

/ 取穴 /

膈俞穴位於背部第 7 胸椎棘突下，後正中線旁開 1.5 寸處。

/ 做法 /

取俯臥位，以拇指按揉膈俞穴，反覆操作 1 ～ 3 分鐘。

/ 功效 /

該穴療效明顯，按摩可發揮養血和營、理氣止痛的作用。

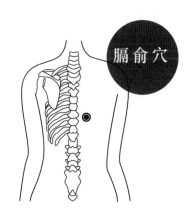

| 七、心肌炎患者的日常保健 |

⊙ 需要充分的休息時間

患有心肌炎的人應至少休息三個月。做到早睡早起，不熬夜，生活要有規律，工作要張弛有度。

⊙ 預防感冒

感冒不但會加重病情，還會導致疾病復發，所以感冒並伴有咽部疼痛者一定要注意。

⊙ 營養充足

心肌炎患者應多吃富含維生素的食物，例如菠菜、黃瓜、花椰菜、小白菜、鮮棗、奇異果、草莓、橘子等蔬果。同時還需要攝取足夠的優質蛋白，如肉、蛋、奶和豆類食品，有助於病情控制。

⊙ 進行適量的運動

有規律地進行一些簡單的運動（如散步、慢跑等），可以增強體質，但要避免劇烈的體育鍛鍊，否則會加重病情。

⊙ 服用藥物要注意不良反應

心肌炎反覆發作者，要注意觀察藥物毒性和不良反應，如血壓升高、胃腸道消化性潰瘍及穿孔、出血等。心肌炎患者對毛地黃製劑極為敏感，易出現中毒現象，應嚴格掌握用藥劑量。

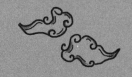

第五章

風濕性心臟病

| 一、病因及危害 |

　　風濕性心臟病簡稱「風心病」，是指由於風濕熱活動，累及心臟瓣膜而造成的心臟瓣膜病變。它好發於冬春季節和寒冷、潮濕、擁擠環境中。

　　由於心臟瓣膜的病變，使得心臟在運送血液的過程中出現問題，如瓣膜狹窄使得血流阻力加大，為了送出足夠的血液，心臟會更加費力地舒張和收縮，這樣使它的工作強度增加，效率降低，容易疲勞，久而久之造成心臟肥大。

　　當二尖瓣狹窄到一定程度時，由於左心房壓力增高，肺靜脈和肺毛細血管壓力也提升，形成肺瘀血，容易引起呼吸困難、咳嗽、咯血，有的還會出現聲音沙啞和吞嚥困難。

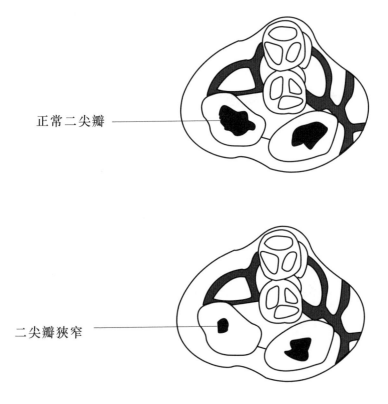

正常二尖瓣

二尖瓣狹窄

| 二、表現症狀 |

　　風濕性心臟病是感染 β 溶血性 A 型鏈球菌所引起，屬於自體免疫性疾病。心臟部位的病理變化主要發生在瓣膜，其中二尖瓣為最常見受累之處。

⊙ 二尖瓣狹窄

　　心功能代償期多無明顯症狀，體力活力不受限制；失代償時表現為心悸氣促，易出現心律不整、陣發性呼吸困難、咳嗽、吐泡沫痰液，或見咯血、胸痛、吞嚥困難，偶有聲音嘶啞、口唇深紅、兩顴紫紅等表現。

⊙ 主動脈瓣狹窄

　　本病輕者無症狀，重者疲乏無力、呼吸困難。主動脈狹窄會產生心絞痛和心律不整，甚至猝死，有時可能發生眩暈、暈動，晚期會出現呼吸困難、咳嗽、咯血等左心衰竭症狀。

⊙ 二尖瓣閉鎖不全

　　本病輕者無症狀，病情加重時出現呼吸困難、乏力、心悸，或見咯血、胸痛。

⊙ 主動脈瓣閉鎖不全

　　主動脈瓣閉鎖不全早期無症狀，或僅有面色蒼白、心悸、勞累時氣促、心前區不適感和頭部動脈搏動感。本病晚期會出現呼吸困難、咯血、咳嗽，少數患者有心絞痛。

　　以上四種病症類型可單獨存在，也可能聯合出現，如二尖瓣狹窄合併主動脈瓣閉鎖不全等。

| 三、中醫對風濕性心臟病的認識 |

⊙ 風心病的起因是感受外邪

　　《黃帝內經‧素問‧痹論》說：「脈痹不已，復感於邪，內舍於心。」首先指出風濕性心臟病（風心病）是感受外邪，損傷了心臟血脈而引起的。這樣的觀點與現代醫學認為風濕性心臟病是感染溶血性鏈球菌不謀而合。

　　此一立論，對後世防治風心病著重於祛邪的理念，產生了很大的影響，尤其活動期風心病治療，多採用清濕熱的方法。

⊙ 總結風心病心臟衰竭的特點

　　《黃帝內經》指出「喘」是心臟衰竭主證。《黃帝內經‧素問‧痹論》說：「心痹者，脈不通，煩則心下鼓，暴上氣而喘，嗌乾善噫，厥氣上則恐。」風心病大多為二尖瓣狹窄或閉鎖不全，日久累及心臟，極易導致左心衰竭，引起肺動脈高壓，出現「暴上氣而喘」。

| 四、不同類型風濕性心臟病的辨證論治 |

⊙ 邪客期

屬風濕熱邪客表的活動期風心病。此期風濕熱邪在表，繼續侵入則內傷心包經，使心氣不足、濕熱內停、心脈痹阻，從而出現心悸等症狀。

◎病機：風濕犯體化熱、內舍於心。

◎症狀：發熱，關節痛，胸悶，心悸，舌紅，苔黃，脈滑數。

◎治法：清熱化濕宣痹，益心氣。

◗ 楊力驗方 ◖

虛證（氣弱，脈弱，心悸）用生脈銀翹湯加味。西洋參6克（或太子參20克），麥冬10克，金銀花15克，連翹15克，蒲公英10克，桑枝10克，牛膝10克，甘草6克。

實證（高熱，脈不弱）用銀翹白虎湯。金銀花15克，連翹15克，防風10克，生石膏30克，知母10克，甘草6克。

偏風寒（發熱惡寒，關節痛）用桂枝白虎湯。桂枝10克，生石膏15克，知母10克，防風10克，甘草6克。

⊙ 心痹期

痹者，閉也。「心痹者，脈不通」。此期心臟瓣膜受損、被破壞，發生黏連，會導致狹窄或閉鎖不全而出現心膈瘀阻。

◎病機：心脈瘀阻，心氣不足。

◎症狀：心慌，胸悶，唇紺，面暗，脈澀。

◎治法：益心氣，通心痹。

◑ 楊 力 驗 方 ◑

方用參桂桃紅四物湯。人參 10 克（或黨參 30 克），桂枝 10 克，桃仁 10 克，紅花 10 克，赤芍 10 克，熟地 15 克。

瘀重者，加丹參 15 克、蘇木 10 克。

⊙ 心臟衰竭期

此期的心臟因痹阻日久而衰竭，心氣不足、水濕內聚、周身疲軟，屬於危險期，需加大力度防護。

◎病機：心痹日久損傷心肌，發展為心臟衰竭。

◎症狀：心悸，氣喘，乏力，下肢水腫，脈促無力。

◎治法：強心，通瘀，利水。

◑ 楊 力 驗 方 ◑

方用真武湯加減。制附子 15 克（先煎），白朮 10 克，白芍 10 克，生薑 10 克，甘草 6 克，桂枝 10 克。

水腫重者加車前子、防己各 5 克，或豬苓、澤瀉各 5 克；心悸者，加人參 5 克；膝關節痛者，加懷牛膝 10 克。

| 五、 風濕性心臟病的飲食調理 |

⊙宜吃食物

菠菜	菠菜含有豐富的胡蘿蔔素、維生素 C 和膳食纖維，可增強血管彈性，適合風濕性心臟病患者食用
馬鈴薯	馬鈴薯含有豐富的維生素 B 群和大量的膳食纖維，有助於緩解疲勞、維護心臟和血管健康、降低膽固醇
桃子	桃子富含胡蘿蔔素、有機酸和膳食纖維，能夠保持血管暢通，增強抵抗力，改善風濕性心臟病
豬瘦肉	豬瘦肉蛋白質、維生素 B 群含量高，風濕性心臟病患者可適量食用
去皮鴨肉	去皮鴨肉不僅脂肪含量低，且所含脂肪主要是不飽和脂肪酸，能發揮保護心臟的作用
草魚	草魚中含有豐富的不飽和脂肪酸，能降低膽固醇，經常食用可預防風濕性心臟病

⊙慎吃食物

蟹黃	蟹黃性寒，風濕性心臟病患者多屬心脾陽氣不足，過量食用性寒的食物會損傷陽氣，加重病情
松花皮蛋	松花皮蛋屬於高膽固醇食物，特別是蛋黃，經常大量食用容易形成血栓，加重風濕性心臟病患者的病情
濃茶	濃茶屬於興奮刺激性飲品，可使血壓升高，神經系統的興奮性增強，從而導致心率過快，甚至誘發心律不整，加重心臟負擔，使心臟瓣膜功能受到損害

⊙ 特效食譜

● 芝麻馬鈴薯絲

/ 材料 /

馬鈴薯 150 克，香菜 5 克，熟黑芝麻 10 克，鹽 2 克，白糖 3 克，醋 6 克，蒜末少許。

/ 做法 /

1. 香菜洗淨，切末；馬鈴薯洗淨去皮，切絲，入開水中焯至八分熟，撈出。

2. 用油起鍋，放入蒜末爆香，倒入馬鈴薯絲，翻炒均勻，淋入適量醋，再加入少許鹽、白糖炒勻，撒上香菜末，炒至出香味，撒上熟黑芝麻即可。

/ 功效 /

護心潤腸，降膽固醇。

● 鮮桃汁

/ 材料 /

水蜜桃 200 克。

/ 做法 /

1. 將水蜜桃洗淨，去皮去核，切成小塊，備用。

2. 取榨汁機，倒入切好的水蜜桃，加入適量純淨水，上蓋，選擇「榨汁」功能，榨取果汁即可。

/ 功效 /

保護心臟，增強抵抗力。

● 山藥燉鴨

/ 材料 /

鴨子半隻（約 400 克），山藥 200 克，紅棗 10 克，鹽 4 克，蔥段、薑片、八角、花椒、月桂葉、陳皮、黃酒各適量，蔥花、胡椒粉各少許。

/ 做法 /

1. 將鴨子收拾乾淨後切塊，入冷水中煮開，關火後撈出鴨塊，用水反覆沖洗 3 次；山藥洗淨，去皮，切塊。

2. 鍋中加冷水，放入鴨塊、蔥段、薑片、八角、花椒、月桂葉、陳皮，大火燒開後放黃酒、紅棗，轉中小火燉 50 分鐘，放山藥塊再燉 15 分鐘，出鍋前加胡椒粉、蔥花、鹽調味即可。

/ 功效 /

預防動脈硬化，保護心臟。

｜ 六、風濕性心臟病特效推拿方 ｜

⊙ 按揉心俞穴

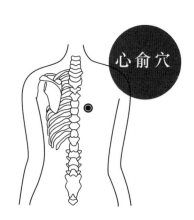

/ 取穴 /
在上背部，第 5 胸椎棘突下，後正中線旁開 1.5 寸處。

/ 做法 /
取俯臥位，雙手同時操作，四指合攏做支撐點，用拇指指腹揉按心俞穴 3 ～ 5 分鐘。

/ 功效 /
養心安神，調補氣血。

⊙ 按揉內關穴

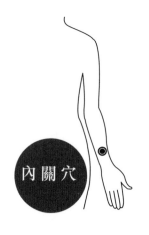

/ 取穴 /
一手握拳，腕掌側突出的兩筋之間，距腕橫紋 3 指寬的位置即內關穴。

/ 做法 /
取仰臥位，拇指指腹放於內關穴上，其餘四指附於手臂上，力度由輕漸重揉按 2 ～ 3 分鐘，先左臂後右臂按摩。

/ 功效 /
寧心安神，理氣鎮痛。

⊙掐按大陵穴

/ 取穴 /

大陵穴位於腕掌橫紋的中點處，掌
長肌腱與橈側腕屈肌腱之間。

/ 做法 /

用拇指指尖或指甲尖垂直掐按大陵
穴 2 ～ 3 分鐘，至有刺痛感覺。先
左腕後右腕。

/ 功效 /

通心絡，祛瘀血。

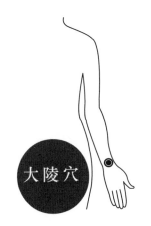

⊙按揉三陰交穴

/ 取穴 /

在小腿內側，內踝尖上 3 寸，脛骨
內側後緣。

/ 做法 /

用拇指指尖放於小腿內側的三陰交
穴上，微用力按揉 3 ～ 5 分鐘。左
右小腿交替進行。

/ 功效 /

健脾益血，安神助眠。

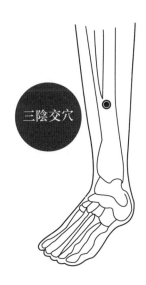

| 七、風濕性心臟病患者的日常保健 |

⊙關注氣候變化

　　由寒冷向溫暖轉換時，萬物復甦，微生物滋生，某些呼吸系統疾病發病率顯著上升。此時，風濕性心臟病患者容易發生病情反覆，出現發熱、咳嗽、咳痰，喘憋加重，不能平臥。春天冷暖氣流來回交替，早晚溫差大，空氣濕度低，易對呼吸道黏膜造成不良刺激，受涼後容易感冒。由於冬天剛過，免疫系統功能較弱，特別是風濕性心臟病患者，由於本身抵抗力差，更易發病。

⊙注意防潮

　　經常在潮濕環境中做事及與水打交道的人，在工作完畢後要立即用乾毛巾擦乾身體，換上乾淨衣服；外出突遭雨淋衣衫盡濕者，也要馬上用乾毛巾擦乾身體，並擦至皮膚潮紅發熱後，再用溫水洗淨，換上乾燥的衣服；在夏季勞動後大汗淋漓時，也不能立刻用冷水沖洗或入池游泳，因為汗孔未閉，容易受寒濕之氣。

⊙合理飲食

　　飲食中要適量限制鹽分，每日不超過 5 克，切忌大量食用醃製品；減少高脂飲食；控制水分攝入，少喝含糖飲料；平時可以適量吃些水果，如香蕉、橘子等；戒刺激性飲食和興奮性藥物。

⊙加強鍛鍊，提升抵抗力

　　確診為風濕性心臟病後，可以加強鍛鍊來提升自己的抵抗能力，控制病情發展。但風濕性心臟病患者應謹慎選擇鍛鍊方式，屏除一些劇烈的無氧運動，而要選一些舒緩、輕柔的有氧運動，比如慢跑、健身操、散步等。

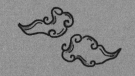

第六章
肺源性心臟病

| 一、病因及危害 |

　　肺源性心臟病簡稱「肺心病」，主要是由於肺組織或肺動脈血管病變所致肺動脈高壓引起的心臟病。同樣，原發的心血管疾病也可能造成肺血管的改變，繼而影響右心乃至全心功能，如先天性心臟病引起的肺動脈高壓。

　　心與肺，你中有我，我中有你，是氣和血的相互依存、相互利用與相互制約。「諸血者，皆屬於心」「諸氣者，皆屬於肺」。心主血，肺主氣。血的運行有賴於氣的推動，氣的輸散分布也需要血的運載。如果得了肺部疾病，就會影響心臟的行血功能，從而造成肺瘀血，臨床上出現胸悶、氣促、心率改變、口唇青紫等症狀。反過來，心臟功能低下的患者，血液運行不暢，也將影響氧氣和二氧化碳的運輸，出現咳嗽、氣促、青紫等臨床表現，進一步加重心臟負擔。

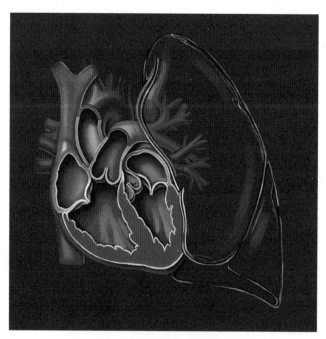

心臟和肺在人體內的構造

| 二、表現症狀 |

肺源性心臟病主要分為兩大類型，即急性肺源性心臟病和慢性肺源性心臟病。

急性肺源性心臟病的主要症狀為呼吸困難、乏力、暈厥、心絞痛等。慢性肺源性心臟病的主要症狀為慢性咳嗽、咳痰、喘息，活動後有心悸、氣短、呼吸困難和勞動耐力下降，並有不同程度的發紺等缺氧現象。

| 三、中醫對肺源性心臟病的認識 |

⊙《黃帝內經》提出「飲積」「喘咳」「肺脹」「水脹」

《黃帝內經》雖無痰飲之名，但已提出「飲積」之說，為後世「痰飲」開了先河。《黃帝內經・素問・至真要大論》曰：「歲太陰在泉……濕淫所勝……民病飲積心痛。」並為肺心病痰飲心痛心肺相關給予啟示。《黃帝內經・素問・平人氣象論》說：「頸脈動，喘痰咳曰水。」同樣敘述了肺心病與心臟衰竭、水腫喘咳的關係。而《黃帝內經・靈樞・脹論》說：「肺脹者，虛滿而喘咳。」首先提出肺氣腫、肺心病前期的典型症狀，《黃帝內經・靈樞・水脹》說：「水與膚脹……其頸脈動，時咳……腹乃大，其水已成矣。」對肺心病心臟衰竭水腫如實描述。另提出了「開鬼門（宣肺）、潔淨府（利水）」的治法理論，對肺心病的治療有重大意義。

⊙首見「心咳」之說

《黃帝內經‧素問‧咳論》曰：「心咳之狀，咳則心痛……」表明咳嗽不僅與肺的關係密切，也與心息息相關，同時指出肺心病的病機。

⊙「心脹」理論的濫觴

《黃帝內經‧素問‧脹論》曰：「夫心脹者，煩心短氣，臥不安。」顯示了肺心病心臟衰竭的典型症狀。不管是心臟本身的疾病或是肺心病，一旦發展為心臟衰竭，都會出現虛喘、短氣等心肺功能不全的毛病。

| 四、不同類型肺源性心臟病的辨證論治 |

⊙痰壅氣阻型

◎病機：痰壅閉於肺，致使肺失宣降，心肺不合。
◎症狀：咳喘心悸，胸滿氣阻，舌淡苔膩，脈滑數。
◎治法：強心益肺，化痰降逆。

◗ 楊力驗方 ◖

方用參麥滌痰湯加減。人參 10 克，沙參 20 克，麥冬 10 克，茯苓 10 克，法半夏 10 克，陳皮 10 克，膽南星 10 克，天竺黃 10 克，蘇子 10 克，杏仁 10 克，厚朴 10 克，甘草 6 克。

⊙ 痰瘀交阻型

◎病機：痰濁，瘀血停聚心脈，心脈痺阻，氣血運行不暢。

◎症狀：喘咳，心悸，主要特點是憋氣、胸悶痛。

◎治法：益心氣，豁痰利肺。

◖ 楊力驗方 ◗

　　方用生脈飲合滌痰湯。沙參 10 克，丹參 15 克，人參 10 克，麥冬 10 克，茯苓 10 克，法半夏 10 克，陳皮 10 克，膽南星 10 克，天竺黃 10 克，蘇子 10 克，厚朴 10 克，杏仁 10 克，甘草 6 克。

⊙ 腎不納氣型

◎病機：久病咳喘，肺虛及腎，耗傷腎氣，氣不歸元。

◎症狀：心悸，氣喘，呼多吸少，動則尤甚，四肢厥冷，舌淡，苔白潤，脈細數無力。

◎治法：溫腎納氣。

◖ 楊力驗方 ◗

　　方用四逆人參湯加蛤蚧麻杏陳湯。制附子 15 克（先煎），人參 10 克，蛤蚧粉 3 克（沖服），炙麻黃 6 克，杏仁 10 克，麥冬 10 克，射干 10 克，前胡 10 克，桔梗 10 克，茯苓 10 克，陳皮 10 克，甘草 6 克。

| 五、肺心病兼表證的論治 |

⊙肺心病兼表虛證

◎病機：體表氣虛，不耐風寒外邪。

◎症狀：感受風寒，出現心悸氣喘，發熱惡寒，出汗乏力，舌質
　　淡，苔薄白，脈浮緊。

◎治法：溫肺散寒，解表平喘。

◖ 楊力驗方 ◗

　　方用參蘇飲加減。人參 10 克（或黨參 30 克），蘇葉 10 克，
麻黃 6 克，茯苓 10 克，法半夏 10 克，陳皮 10 克，杏仁 10 克，
甘草 6 克。

⊙肺心病兼表寒證

◎病機：風寒襲表，累及心肺。

◎症狀：惡寒無汗，喘咳心悸，舌淡苔白，脈浮緊。

◎治法：解表散寒，補益心肺。

◖ 楊力驗方 ◗

　　方用參附麻辛湯加味。人參 10 克，制附子 15 克（先煎），
麻黃 6 克，細辛 3 克，杏仁 10 克，射干 10 克，厚朴 10 克，甘
草 6 克。

⊙肺心病兼表熱證

◎病機：風熱襲表，累及心肺。

◎症狀：發熱，咳喘，心悸，乏力神憊，痰稠氣壅，舌質紅，苔

黃，脈浮數無力。

◎治法：清熱解表，益心肺。

方用參麥麻杏石甘湯。西洋參 10 克，麥冬 10 克，麻黃 6 克，杏仁 10 克，生石膏 10 克，甘草 6 克。

⊙肺心病兼血瘀證

◎病機：氣血瘀阻，心脈不通，肺氣不宣。

◎症狀：心悸憋氣，咳喘痰阻，舌質青紫，唇紺，脈數偏澀。

◎治法：豁痰通氣，化瘀行滯。

方用人參導痰湯或滌痰湯。人參 10 克（單煎沖服），沙參 30 克，丹參 15 克，桃仁 10 克，茯苓 10 克，法半夏 10 克，陳皮 10 克，膽南星 10 克，竹瀝汁 10 克，杏仁 10 克，厚朴 10 克，甘草 6 克。

| 六、肺心病合併症的論治 |

⊙肺心病合併冠心病

◎病機：氣血瘀阻，心肺失調，痰阻心絡。

◎症狀：除心悸氣短之外，還兼發胸悶憋氣，甚至胸痛。常見於中老年人。

◎治法：強心豁痰，寬胸益氣。

◖ 楊力驗方 ◗

方用瓜蔞薤白半夏湯合導痰湯。瓜蔞 10 克，薤白 10 克，法半夏 10 克，茯苓 10 克，杏仁 10 克，陳皮 10 克，枳實 10 克，竹茹 10 克，甘草 6 克。

⊙肺心病合併高血壓

◎病機：肝陽上亢，心脈不通，肺氣不宣。

◎症狀：除喘咳、心悸之外，還兼頭暈。常見於老年人。

◎治法：滋肝腎之陰，平肝陽，化痰平喘。

◖ 楊力驗方 ◗

方用半夏白朮天麻湯合導痰湯。法半夏 10 克，白朮 10 克，天麻 10 克，茯苓 10 克，陳皮 10 克，枳實 10 克，竹茹 10 克，甘草 6 克。

頭脹者，加鉤藤、生牡蠣。

| 七、 肺源性心臟病的飲食調理 |

⊙宜吃食物

白蘿蔔	白蘿蔔能夠消積滯、化痰清熱、下氣寬中、解毒，可預防肺源性心臟病
百合	百合具有清心潤肺的功效，可以止咳、止血、開胃、安神，適合肺源性心臟病患者食用
杏仁	杏仁具有祛痰止咳、潤肺定喘、生津止渴的功效，常用於肺燥喘咳，適合肺源性心臟病患者食用
梨	梨有止咳化痰、清熱降火、潤肺祛燥等功效，尤其適合肺源性心臟病患者食用
去皮鴨肉	鴨肉具有清肺解熱、滋陰養胃的功效，可用於治療咳嗽痰少、咽喉乾燥等症，對於肺源性心臟病有很好的食療效果

⊙慎吃食物

霜淇淋	霜淇淋中含有大量的糖，容易引發肥胖和糖尿病。另外，其生冷刺激，不適合腸胃虛弱的肺源性心臟病患者食用
肥肉、油炸食物	肺源性心臟病患者食用過於油膩的食物易助濕、生痰，導致咳痰不暢、便祕和消化功能障礙
鹹菜	鹹菜中鹽分含量較高，食用後容易加重心臟負擔，升高血壓，所以伴有心臟衰竭的肺源性心臟病患者不宜食用

⊙ 特效食譜

● 蜜蒸白蘿蔔

/ 材料 /

白蘿蔔 300 克，枸杞子 5 克，蜂蜜 10 克。

/ 做法 /

1. 將白蘿蔔洗淨，去皮，切片備用；取一個乾淨的蒸盤，放上切好的白蘿蔔片，擺好，再撒上洗淨的枸杞子，待用。
2. 蒸鍋上火燒開，放入裝有白蘿蔔片和枸杞子的蒸盤，用大火蒸約 5 分鐘，至白蘿蔔熟透。
3. 取出蒸盤，趁熱澆上蜂蜜即可。

/ 功效 /

軟化血管，保護心肺。

● 川貝百合燉雪梨

/ 材料 /

川貝 10 克，雪梨 200 克，百合 30 克，冰糖 10 克。

/ 做法 /

1. 將雪梨洗淨，去皮，切成小塊；川貝、百合分別洗淨。
2. 鍋中注入適量清水燒開，倒入雪梨塊、川貝、百合，攪拌均勻，燒開後上蓋，用小火煮 15 分鐘，至食材熟透。
3. 開蓋，倒入冰糖拌勻，略煮片刻，至冰糖化即可。

/ 功效 /

滋陰潤肺，止咳平喘。

● 荸薺玉米煲老鴨湯

/ 材料 /

去皮淨老鴨 400 克，荸薺 100 克，鮮玉米一根，鹽 5 克，蔥花、
薑片各適量，香油、胡椒粉各少許。

/ 做法 /

1. 荸薺去皮，洗淨；玉米洗淨，剁成段；老鴨切塊，入沸水焯
   去血水，撈出瀝水。

2. 煲鍋置火上，加入適量清水煮沸，放入焯好的老鴨塊、薑片，
   大火煮沸後改小火煲 40 分鐘，放入玉米段、荸薺一同煲至熟，
   加鹽、胡椒粉調味，撒上蔥花，淋入香油即可。

/ 功效 /

養心，清肺熱。

| 八、肺源性心臟病特效推拿方 |

⊙ 按揉肺俞穴

/ 取穴 /

在上背部，第 3 胸椎棘突下，後正中線旁開 1.5 寸處。

/ 做法 /

用兩手的拇指或食、中二指輕輕按揉肺俞穴，每次 2 分鐘。

/ 功效 /

增強呼吸功能，使肺的通氣量、肺活量及耗氧量增加。

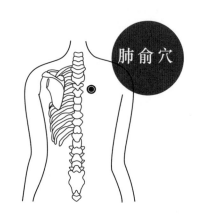

肺俞穴

⊙ 按揉心俞穴

/ 取穴 /

在上背部，第 5 胸椎棘突下，後正中線旁開 1.5 寸處。

/ 做法 /

取俯臥位，雙手同時操作，四指合攏做支撐點，用拇指指腹揉按心俞穴 3 ~ 5 分鐘。

/ 功效 /

養心安神，調補氣血。

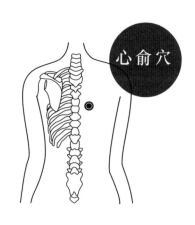

心俞穴

⊙ 按揉天突穴

/ 取穴 /

兩鎖骨內側的凹陷處，胸骨上窩中
央的咽喉位置即是天突穴。

/ 做法 /

用中指指端按揉天突穴 2 ～ 3 分鐘。
儘量避免刺激食道，手法應輕柔。

/ 功效 /

清咽利喉，宣通肺氣。

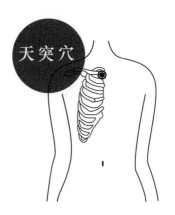

⊙ 掐按列缺穴

/ 取穴 /

腕掌側遠端橫紋上 1.5 寸，拇短伸
肌腱與拇長展肌腱之間。

/ 做法 /

用拇指指尖掐按列缺穴 3 ～ 5 分鐘，
以有痠脹感為度，每天 5 ～ 10 次。

/ 功效 /

調節肺功能，調動肺經元氣，止咳
化痰。

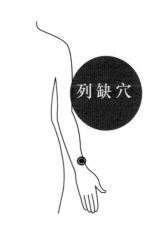

| 九、 肺源性心臟病患者的日常保健 |

⊙冬季保健工作要確實

冬季氣候寒冷，是肺心病容易復發或病情加重的季節，因此，肺源性心臟病患者做好保健對安全過冬尤其重要。

防止上呼吸道感染：肺源性心臟病急性發作多由上呼吸道感染誘發。因此，凡有肺源性心臟病或慢性支氣管炎患者，都應嚴防上呼吸道感染。平時要加強鍛鍊，多到戶外空氣新鮮的環境進行呼吸運動，增加肺活量，增強身體免疫力。

保持呼吸道通暢：通氣障礙是肺心病加重的主要因素。痰咳不出，會加重呼吸道阻塞，這時可吸入蒸氣有利於潤濕呼吸道，稀釋稠痰，以利咳出，或可用吸痰器不斷將痰液吸出，保持呼吸道通暢。

⊙要重視口腔衛生

肺源性心臟病患者口腔中，常有較多的有害細菌，會加大肺部感染的機會，導致肺源性心臟病的急性發作。因此，要注意保持口腔衛生。

⊙持續力所能及的運動，提高免疫力

肺源性心臟病患者要常鍛鍊身體，天氣好的時候，多進行戶外活動，如散步、慢跑等，能促進肺的吐故納新，還可以養護心臟。

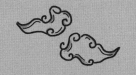

第七章
頸動脈狹窄

｜一、病因及危害｜

頸動脈狹窄是頸動脈粥狀硬化的表現，好發於頸總動脈分叉處，目前認為與老年人缺血性腦中風的發生密切相關。其引起缺血性腦中風的機制可能為：斑塊增大致頸動脈管徑狹窄引起顱內血流低灌注，及斑塊脫落形成血栓導致顱內動脈栓塞。臨床上，多透過對頸動脈的狹窄程度，及斑塊的型態學測定，來對頸動脈狹窄進行評估，判斷其危害性。

頸動脈狹窄的形成與動脈粥狀硬化相同，受多種因素影響。其中年齡大於 60 歲、男性、長期吸菸史、高血壓史、糖尿病史及血脂異常史等皆是危險因子。

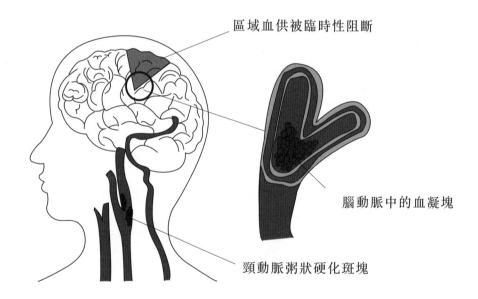

區域血供被臨時性阻斷

腦動脈中的血凝塊

頸動脈粥狀硬化斑塊

| 二、表現症狀 |

⊙ 有症狀性頸動脈狹窄

部分患者會有短暫性的腦缺血，單側肢體的感覺以及運動產生障礙，容易出現單眼失明或是失語，持續發病時間在數分鐘，個別患者發病之後的 24 小時內完全恢復，發作之後沒有明確的陽性體徵，影像學檢查也查不到局部病變。

⊙ 無症狀性頸動脈狹窄

有較多此類型的患者沒有任何的神經系統症狀出現，或產生一些非特異性的表現，比如頭痛、頭暈、暈厥等。

頸動脈狹窄重症會引起缺血性腦中風、腦血栓、偏癱等，一旦出現症狀，請立刻去醫院治療。

| 三、中醫對頸動脈狹窄的認識 |

若有頸動脈狹窄不要驚慌，選擇正確的治療方式才是關鍵。西醫採用手術以擴張血管，提高血液供應，恢復器官組織的正常功能。或透過調節血脂，預防出血內壁上出現新的斑塊，抗血小板藥物能有效對抗動脈斑塊的繼發損害，防止其破裂後形成血栓，並且能夠迅速去除，解決狹隘問題。

而中醫採用「溶斑降濁通脈」的方法消除動脈斑塊，清除血管硬化、血脂紊亂沉澱、血流黏稠緩慢、血管內皮損傷及內膜粗糙等動脈斑塊形成內因，從而有效預防動脈斑塊再生。

| 四、不同類型頸動脈狹窄的辨證論治 |

⊙痰熱壅盛型

◎病機：肺熱生痰，阻滯心肺。

◎症狀：頭昏沉，身體困倦，胸悶，口苦，食慾不振，失眠多夢，大便黏膩。

◎治法：清熱化痰，活血養血。

◑ 楊力驗方 ◑

方用滌痰湯加減。人參 6 克，茯苓 10 克，陳皮 10 克，石菖蒲 10 克，法半夏 10 克，竹茹 10 克，枳實 10 克，生薑 10 克，膽南星 6 克，甘草 6 克，三七粉 3 克（沖服）。

⊙痰濕壅盛型

◎病機：脾濕生痰，傷及腸胃。

◎症狀：食慾不振，腸胃不適，身體乏力，便溏，舌苔厚。

◎治法：化痰利濕。

◑ 楊力驗方 ◑

方用導痰湯合三仁湯加減。法半夏 10 克，陳皮 10 克，茯苓 10 克，枳實 10 克，膽南星 6 克，甘草 6 克，薏仁 30 克，杏仁 10 克，白蔻仁 10 克，竹葉 6 克。

⊙瘀血阻絡型

◎病機：瘀血阻滯，心脈不通。

◎症狀：頭暈,頭刺痛,頭皮麻木,視物模糊,活動不靈,面色暗沉。

◎治法：活血通脈，升清降濁。

● 楊力驗方 ●

方用血府逐瘀湯。桃仁 10 克，紅花 6 克，當歸 10 克，川芎 10 克，白芍 10 克，生地 15 克，牛膝 10 克，枳殼 10 克，桔梗 10 克，赤芍 10 克，甘草 6 克，柴胡 6 克，黨參 20 克，生三七粉 3 克（沖服）。

氣虛者加人參 6 ～ 10 克。

⊙肝氣鬱結型

◎病機：肝氣不舒，鬱極生火。
◎症狀：情志抑鬱易怒，頭脹疼，視物模糊，眼部分泌物多，眼紅、眼乾，耳鳴，食慾不佳，便祕。
◎治法：疏肝理氣，清肝瀉火。

● 楊力驗方 ●

方用柴胡疏肝湯合丹七飲加減。柴胡 10 克，陳皮 10 克，川芎 10 克，香附 6 克，枳殼 10 克，芍藥 10 克，甘草 6 克，丹參 15 克，生三七粉 3 克（沖服）。

| 五、頸動脈狹窄的飲食調理 |

⊙宜吃食物

燕麥	燕麥有降低血清膽固醇的作用，可防止過多膽固醇在動脈壁上沉積，進而預防動脈硬化
木耳	木耳能減少血液凝集，防止血栓形成，延緩動脈硬化的發生與發展，還能降脂
大蒜	大蒜中的大蒜素能防止高脂飲食所引起的血脂異常、高血壓，並能消除沉積在血管壁上的脂質，可輔治動脈粥狀硬化
山楂	山楂能降低血清膽固醇及三酸甘油酯，有效防治動脈粥狀硬化，還能增加心肌收縮力，擴張冠狀動脈血管
香蕉	香蕉含有豐富的鉀，鉀具有抗動脈硬化、降血壓、保護心臟的作用
青椒	青椒富含維生素 C 和辣椒素，有助於防止動脈粥狀硬化和血栓形成

⊙慎吃食物

肥肉	肥肉中所含的油脂多為飽和脂肪酸，長期食用不僅會導致消化不良，還會與體內的膽固醇結合堆積在血管壁上，形成頸動脈斑塊
鹹菜	高鹽食物會增加高血壓的風險，高血壓會加速頸動脈血管硬化
甜品	高糖食物可能會引起血糖和胰島素數值增高，增加誘發動脈粥狀硬化的風險

⊙ 特效食譜

● 涼拌燕麥麵

/ 材料 /

燕麥粉 100 克，黃瓜 50 克，香菜碎、蒜末、香油各適量，鹽 2 克。

/ 做法 /

1. 燕麥粉加適量清水和成光滑的麵團，醒發 20 分鐘，擀成一大張薄片後切成細條，沾乾燕麥粉抓勻，抖開即成手擀麵。
2. 湯鍋置火上，倒入適量清水燒開，下手擀麵煮熟，撈出；黃瓜洗淨，去蒂，切絲。
3. 將黃瓜絲放在煮好的燕麥手擀麵上，加入鹽、香菜碎、蒜末、香油調味即可。

/ 功效 /

降膽固醇，預防動脈硬化。

● 胡蘿蔔炒木耳

/ 材料 /

胡蘿蔔 150 克，水發木耳 50 克，蔥段、薑絲、料酒、鹽各適量。

/ 做法 /

1. 將胡蘿蔔洗淨，去蒂，切成絲；水發木耳洗淨，撕小朵。
2. 鍋中放少量油燒熱，用蔥段、薑絲爆香，烹入料酒，倒入胡蘿蔔絲、木耳煸炒，加少許清水，稍燜，待熟後用鹽調味即可。

/ 功效 /

降血脂，預防血栓形成。

● 山楂粥

/ 材料 /

白米 60 克，鮮山楂 40 克，冰糖 5 克。

/ 做法 /

1. 鮮山楂洗淨，去蒂去核；白米淘洗乾淨，浸泡 30 分鐘。

2. 鍋內放入山楂和適量清水煎取濃汁，連帶山楂倒入湯鍋中，
   再加適量清水燒開，下白米煮至米粒熟爛，加冰糖煮化即可。

/ 功效 /

降膽固醇，擴張血管。

| 六、頸動脈狹窄特效推拿方 |

⊙ 按揉風池穴

/ 取穴 /

在頸部，當枕骨之下，胸鎖乳突肌
與斜方肌上端之間的凹陷處。

/ 做法 /

雙手食指按揉風池穴 1 ～ 2 分鐘，
力度以產生痠脹感為宜。

/ 功效 /

促進頸部氣血流通，對調節血脂，
改善頸動脈瘀阻效果好。

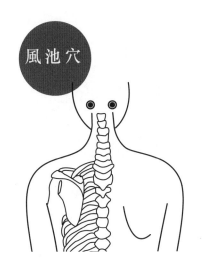

風池穴

⊙ 按壓肩井穴

/ 取穴 /

在肩胛區，第 7 頸椎棘突與肩峰最
外側點連線的中點。

/ 做法 /

用食指和中指按壓肩井穴 1 ～ 3 分
鐘，以有痠脹感為度。

/ 功效 /

放鬆頸部肌肉，緩解頸動脈狹窄引
起的頸肩不適。

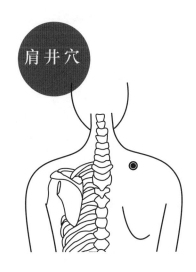

肩井穴

| 七、頸動脈狹窄患者的日常保健 |

⊙ 養成健康飲食習慣

避免食用高脂肪或高膽固醇的食物，如動物內臟、豬油、人造奶油等。適當吃一些富含優質蛋白的食物，如瘦肉和豆製品等。多吃一些含豐富維生素 C 和鉀的新鮮蔬果，維生素 C 能有效降低膽固醇，鉀對血管有一定保護作用。

⊙ 戒菸限酒

吸菸是引發頸動脈狹窄的危險因素，請果斷戒菸。長期過量飲酒（每日喝白酒 ≥ 100 毫升）會加重頸動脈狹窄的風險，所以必須限量，而且要喝酒精濃度低的，建議最好戒酒。

⊙ 改掉不健康的日常行為

避免熬夜通宵，長時間久坐及用腦過度等，應該規律生活。

⊙ 持續低強度的有氧運動

平時進行一些有氧運動，對於改善血液循環和增強體質都有很好的作用，而且這種形式能有效預防身體發胖。如每天快走一萬步，每周慢跑 2 ~ 3 次。

⊙ 定期健檢

頸動脈斑塊雖小，卻能反映人體的血管健康狀態。有高血壓、血脂異常、糖尿病、肥胖、抽菸、運動不足、工作壓力大、高齡、家族病史等族群，應該定期到醫院進行健康檢查。若有發現頸動脈狹窄的問題，首先應該改善不良的生活作息，同時儘快治療，以防心腦血管急性事件發生。

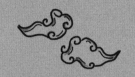

第八章

腦中風

｜一、病因及危害｜

　　腦中風又稱為「中風」「腦血管意外」，是由於腦部血管突然破裂，或因血管阻塞導致血液不能流入大腦，而引起腦組織損傷的一種疾病，包括缺血性腦中風和出血性腦中風。前者的發病率較高，約占總數的 60 ～ 70％。發病年齡多在 40 歲以上，男性多於女性，嚴重者會導致死亡，其中出血性腦中風的死亡率明顯偏高。

　　不同類型的腦中風，治療方式也不一樣。出血性腦中風要馬上到醫院搶救；缺血性腦中風需活血化瘀。高血壓是導致腦中風的重要可控危險因素，因此，降壓治療對預防腦中風發病和復發尤為重要。

　　除了高血壓，糖尿病、血脂異常、心臟病、下肢靜脈栓塞等都可能引發腦中風。

　　血脂增高會讓血液變得黏稠，血流緩慢，供應腦的血液量減少，

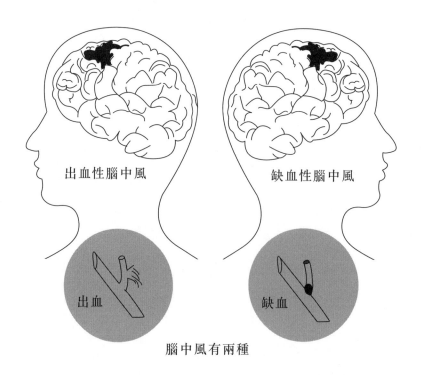

出血性腦中風　　　　　　　缺血性腦中風

出血　　　　　　　　　　　缺血

腦中風有兩種

加重動脈硬化的程度，提高罹患腦中風的危險性。血糖增高會增加血液黏度，更容易導致腦血栓。有資料表明，糖尿病患者的發病年齡要提早 10 年，發病人數比血糖正常者高 2 ～ 4 倍。

| 二、 表現症狀 |

身體最早的麻痺症狀，是由於大腦對側血管出現問題所致。即大腦左側的血管有問題，右側的肢體就會開始麻痺。但如果中風部位是在後腦，則兩側的肢體都會出現麻痺現象。這是因為，大腦的神經是在後腦部位交叉後延伸到身體裡的。

有時候還能根據大腦中問題血管的位置，判斷相應部位出現的功能障礙。譬如，慣用右手的人，語言中樞神經在左側大腦裡，所以有的人腦中風之後不能說話，可判斷問題出現在左側大腦。

一側的視力出現問題或看物體時有重影，是腦中風的最早徵兆。如果整個大腦的血管都有問題，就會引起腦中風多次復發，導致血管性失智症，智力下降，甚至大小便不能自理等。

除了一側的肢體出現麻木，有時候頭痛、頭暈的症狀也是腦中風的警訊。如果突然出現頭痛欲裂的情形，應該去醫院檢查一下，以免造成難以挽回的後果。

｜ 三、中醫對腦中風的認識 ｜

《黃帝內經》不僅高度強調心血管疾病，而且十分重視腦血管疾病，尤其對腦中風的論述極為精湛，還清楚說明五運六氣對腦中風的影響，從而把防治腦中風提升到一個新層次。

⊙ 運氣同化、氣化偏勝，易發生腦中風

1. 三火相逢之年易發生腦中風。三火相逢，即大運與司天之氣、歲支之氣皆屬火，如戊午年（如下圖），則三火相逢，火熱之氣大勝，易發生出血性腦中風。
2. 兩寒相逢之年。兩寒相逢，即大運與在泉之氣皆為寒水，如丙子年（如右圖）。兩寒相遇，寒上加寒，腦血管易因寒凝泣，則會發生缺血性腦中風。
3. 兩風相疊加之年，易誘發腦中風。兩風相逢，風氣偏勝，易致肝氣犯腦而誘發腦中風，如乙未年初之氣為風主令，又逢乙亥厥陰風木加臨，兩風相加，風氣偏勝，易誘發高血壓腦中風（多為出血性腦中風）。

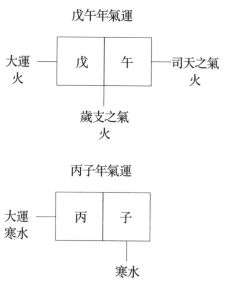

戊午年氣運

大運 火 —— 戊 ｜ 午 —— 司天之氣 火

歲支之氣 火

丙子年氣運

大運 寒水 —— 丙 ｜ 子

寒水

⊙ 勝復鬱發對腦中風的影響

勝復鬱發（勝復，一年之中的相勝機制，先勝後復的相互關係；鬱發，五運之氣受到制勝而過度被抑制，則可鬱極而發），對腦中風有很大的影響，如壬年，風氣大勝，風氣通於肝，肝陽上亢

者易引發出血性腦中風。正如《黃帝內經‧靈樞‧九宮八風》所說:「有三虛而偏中於邪風矣,則為擊仆偏枯。」指的就是虛邪賊風引動內風。

| 四、腦中風的病因病機及臨床啟示 |

⊙「陰虛陽亢」是腦中風的重要病機

腦中風與肝的關係十分密切,肝屬木,肝木靠腎水滋養,肝腎陰虛、水不涵木,很容易導致陰虛陽亢而引發腦中風。《黃帝內經》稱此病機為「煎厥」,如《黃帝內經‧素問‧生氣通天論》說:「陽氣者,煩勞則張(亢),精絕,辟積於夏,使人煎厥。」

◎臨床啟示:煎厥─陰虛陽亢。

◎治療原則:滋養肝腎,平肝熄風。

◖ 楊力驗方 ◗

方用杞菊地黃湯合建瓴湯加減。枸杞子 15 克,菊花 6 克,生地 10 克,山茱萸 10 克,丹皮 10 克,澤瀉 10 克,茯苓 10 克,桑葚 15 克,生牡蠣 15 克,天麻 10 克,白芍 10 克,牛膝 10 克,甘草 3 克。

⊙「氣血逆亂」同為腦中風的重要病機

《黃帝內經》認為引起氣血逆亂、氣血上沖的重要原因是暴怒,暴怒可導致腦血管破裂,如《黃帝內經‧素問‧生氣通天論》說:「陽氣者,大怒則形氣絕,而血菀於上,使人薄厥。」

◎臨床啟示：薄厥—氣血逆亂。

◎治療原則：平肝熄風，引血下行。

◖ 楊力驗方 ◗

　　方用鎮肝熄風湯合羚角鉤藤湯。生赭石 20 克，羚羊角 1 ～ 3 克（另煎分沖），鉤藤 15 克，白芍 15 克，生地 15 克，生牡蠣 30 克，牛膝 15 克，丹皮 10 克，天麻 15 克，甘草 3 克。

⊙ 「膏粱肥甘」是腦中風的重要原因

　　《黃帝內經·素問·通評虛實論》：「凡治消癉仆擊，偏枯痿厥，氣滿發逆，甘肥貴人，則高粱之疾也。」高粱，通膏粱，指出肥胖、飲食肥甘與腦中風關係極為密切，對後世防治腦中風產生了極大影響。

◎臨床啟示：仆擊偏枯—肥甘膏粱。

◎治療原則：化痰降濁。

◖ 楊力驗方 ◗

　　方用黃連溫膽湯合半夏白朮天麻湯加減。黃連 5 克，竹茹 10 克，天竺黃 10 克，法半夏 10 克，白朮 10 克，天麻 10 克，茯苓 15 克，陳皮 10 克，生薑 3 片。

| 五、腦中風的飲食調理 |

⊙宜吃食物

玉米	玉米中的油酸、亞油酸可降低高血壓患者發生心肌梗塞、腦中風等疾病的風險
金針菇	金針菇高鉀低鈉，可保護血管，防止動脈壁受損，降低腦中風發病的風險
芹菜	芹菜含有較多膳食纖維、鉀等，可增加血管彈性，防止毛細血管破裂，降低腦中風的發病率
青花菜	青花菜中的類黃酮能夠阻止膽固醇氧化，防止血小板凝結，從而控制腦中風的發生，改善腦中風症狀
鮭魚	鮭魚含有較多的 ω-3 脂肪酸，可有效降低血壓，防止血栓，改善腦中風症狀
醋	醋中的醋酸可抑制膽固醇的合成，擴張血管並維持血管彈性，促進膽固醇排泄，從而降血壓，防治腦中風

⊙慎吃食物

奶油蛋糕	奶油蛋糕屬肥甘甜膩之物，容易助火生痰，加重動脈硬化
辣椒	辣椒具有較強的刺激性，大量食用會使心率加快、血壓升高，加重腦中風症狀
白酒	大量飲用烈酒，對血管有害無益。據調查，酗酒是引起腦中風的誘因之一

⊙ 特效食譜

● 玉米發糕

/ 材料 /

麵粉 250 克，玉米粉 100 克，無核紅棗 30 克，葡萄乾 15 克，酵母 4 克。

/ 做法 /

1. 酵母溫水化開，加麵粉和玉米粉揉成團，醒發，搓條，分割成小塊，分別搓圓按扁，擀成圓餅；紅棗洗淨，切片備用。

2. 麵餅放蒸籠上，撒紅棗片，將第二張擀好的麵餅覆蓋在第一張上，再撒一層紅棗片，將最後一張麵餅放在最上層，分別擺紅棗片和葡萄乾。

3. 做好的成品放蒸鍋中，醒發一小時，再開大火燒開，轉中火蒸 25 分鐘，放涼後切塊即可。

/ 功效 /

降低血液膽固醇濃度，保持血管彈性。

● 素炒金針菇

/ 材料 /

金針菇 200 克，水發木耳 50 克，蔥末、薑絲各 5 克，鹽 2 克，高湯適量。

/ 做法 /

1. 金針菇洗淨，去根；水發木耳洗淨，撕小朵。

2. 鍋內倒油燒熱，爆香蔥末、薑絲，放木耳翻炒，下金針菇、鹽、高湯翻炒至熟即可。

/ 功效 /

高鉀低鈉，保護血管。

● 鮭魚蛋羹

/ 材料 /

鮭魚 50 克，雞蛋 2 個，醬油 5 克，蔥末、香菜末各少許。

/ 做法 /

1. 雞蛋磕入碗中，加入 50 毫升清水打散；鮭魚洗淨，切粒，倒入蛋液中，攪勻。

2. 將蛋液放入蒸鍋隔水蒸熟，取出，撒上蔥末、香菜末，淋入醬油即可。

/ 功效 /

調節血壓，防止血栓。

| 六、腦中風特效推拿方 |

⊙ 按揉百會穴

/ 取穴 /
頭頂部，兩耳尖連線的中點處。

/ 做法 /
用中指按揉百會穴 2 分鐘。

/ 功效 /
可促進腦部血液循環，減輕腦中風
後遺症。

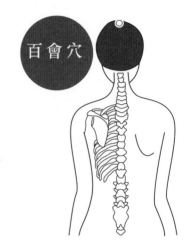

⊙ 捏揉合谷穴

/ 取穴 /
在手背，第 1、2 掌骨之間，約平第
2 掌骨中點處。

/ 做法 /
用食指、拇指夾住合谷穴捏揉，捏
揉時緩緩呼氣，吸氣時手不要動。
每側捏揉 2 ～ 3 分鐘。

/ 功效 /
合谷穴可疏經通絡，暢通血脈。

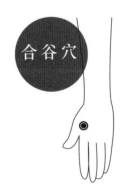

⊙ 揉按豐隆穴

/ 取穴 /

外膝眼和外踝尖連線的中
點，外踝尖上 8 寸，即是豐
隆穴。

/ 做法 /

用拇指或食指指腹稍用力按
揉豐隆穴 1 ~ 3 分鐘，以有
痠脹感為宜。

/ 功效 /

豐隆穴具有通經活絡、補益
氣血、活血化瘀、醒腦安神
等功效，可有效預防腦血管
阻塞引發的腦中風。

⊙ 按揉足三里穴

/ 取穴 /

在小腿前外側，外膝眼下 3
寸，距脛骨前緣 1 橫指（中
指）處。

/ 做法 /

每天用拇指按揉雙側足三里
穴一次，每次按摩 5 ~ 10
分鐘。因為小腿部皮膚較厚，
力量可適當大些。

/ 功效 /

足三里穴是強身健體要穴，
經常刺激還可以預防腦血管
意外的發生。

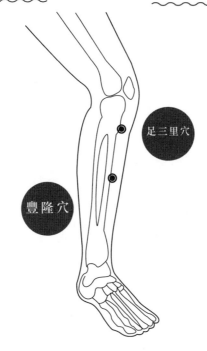

| 七、腦中風患者的日常保健 |

⊙ 謹防清晨腦梗塞的危險

清晨是腦梗塞的好發時間，受生理時鐘的影響，人的血壓和心率具有明顯的晝夜波動性。一般人夜間入睡後，血壓和心率會略為下降，血流速度也隨之減慢，因此在清晨易發生腦梗塞。

⊙ 心腦血管疾病患者應避免晨練

可以把鍛鍊時間改為下午或傍晚，根據自己的身體情況，選擇力所能及的活動，切忌劇烈運動。

⊙ 睡前儘量不要服用降壓藥

大多數降壓藥物服用後 2 小時藥效最強，導致血壓大幅度下降，加之夜間生理性血壓偏低，易導致血流緩慢，腦組織供血不足，血液中的血小板、纖維蛋白原等容易黏附在血管壁內膜上，誘發腦血栓。

⊙ 科學飲水

充足的水分有助於保持血管本身的彈性，防止廢物在血管壁沉積，為促進血管內代謝垃圾的排出，人體每天應有 2.5 ～ 3 公升的飲水量。通常人透過飲食（如攝取蔬菜、水果）等方式，可攝入水量在一公升左右，所以至少還要喝 1.5 ～ 2 公升的水，最低不少於 1.5 公升，即我們平時喝的瓶裝礦泉水約 3 瓶，但不能以飲料代替。

飲水最佳時間是兩餐之間、夜間(指晚飯後 45 分鐘至臨睡前)和清晨（指起床後至早飯前 30 分鐘）。白天其他時間適當增加飲

水量，少量多次比較好。

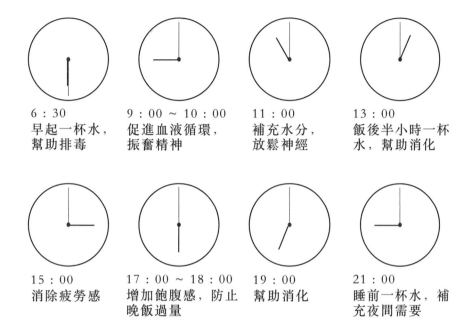

6：30
早起一杯水，
幫助排毒

9：00～10：00
促進血液循環，
振奮精神

11：00
補充水分，
放鬆神經

13：00
飯後半小時一杯
水，幫助消化

15：00
消除疲勞感

17：00～18：00
增加飽腹感，防止
晚飯過量

19：00
幫助消化

21：00
睡前一杯水，補
充夜間需要

⊙ 兩個小動作，改善腦中風後遺症

常咬牙切齒

　　方法：上下牙齒對合之後，一緊一鬆地咬合，咬緊時用力，放鬆時也互不離開。

　　該動作能使頭部、頸部的血管隨著肌肉運動一收一縮，有助於保持血管彈性，加快血液循環。

抬高腳

　　方法：休息時，可將兩腿高高抬起放在椅子上數分鐘。

　　雙腿抬起高於心臟後，腳和腿部的血液會回流到肺部和心臟，可以養護心臟。

中醫養心（對症篇）：
名醫楊力教你控三高，保護心臟，遠離心血管病

作　　　者	楊力
選　書　人	黃文慧
編　　　輯	黃文慧
內 文 校 潤	羅煥耿
裝 幀 設 計	J.J.CHIEN

health
H
02

國家圖書館出版品預行編目(CIP)資料

中醫養心（對症篇）：名醫楊力教你控三高，
保護心臟，遠離心血管疾病 / 楊力著 . -- 初版 .
-- 臺北市：境好出版事業有限公司出版：采實
文化事業有限公司發行 , 2021.04
　面；　公分
ISBN 978-986-06215-6-3(平裝)
1. 心臟病 2. 中醫 3. 健康法
415.31　　　　　　　　　110003766

出　　　版	境好出版事業有限公司
總　編　輯	黃文慧
主　　　編	賴秉薇、蕭歆儀、周書宇
行 銷 總 監	祝子慧
會 計 行 政	簡佩鈺
地　　　址	10491 台北市中山區松江路 131-6 號 3 樓
粉　絲　團	https://www.facebook.com/JinghaoBOOK
電　　　話	(02)2516-6892
傳　　　真	(02)2516-6891
發　　　行	采實文化事股份有限公司
地　　　址	10457 台北市中山區南京東路二段 95 號 9 樓
電　　　話	(02)2511-9798
傳　　　真	(02)2571-3298
電 子 信 箱	acme@acmebook.com.tw
采 實 官 網	www.acmebook.com.tw
法 律 顧 問	第一國際法律事務所 余淑杏律師
定　　　價	320
初 版 一 刷	2021 年 4 月

Printed in Taiwan

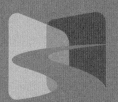

境好出版